総合診療
ライブラリー

今すぐ総合診療のエキスパートになれる
総合内科 診療のススメ
人間ドックから終末医療まで

誠光会草津総合病院名誉院長
木之下正彦 監修
Kinoshita Masahiko

誠光会草津総合病院総合内科顧問
宮田 學 編著
Miyata Satoru

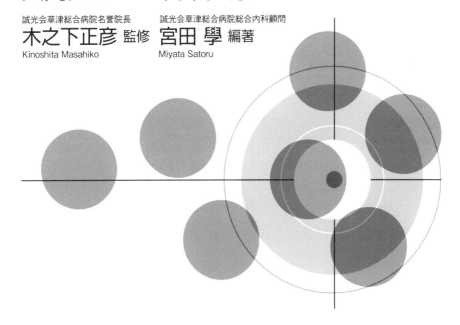

金芳堂

執筆者（執筆順）

木之下　正　彦　　誠光会草津総合病院名誉院長
　　　　　　　　　滋賀医科大学名誉教授
宮　田　　　學　　誠光会草津総合病院総合内科顧問
隠　岐　尚　吾　　大阪赤十字病院名誉院長
河　村　慧四郎　　誠光会草津総合病院総合内科顧問
　　　　　　　　　大阪医科大学名誉教授
波多野　和　夫　　誠光会草津総合病院心療内科
　　　　　　　　　佛教大学教授
古　田　未　征　　誠光会草津総合病院皮膚科部長
内　田　隆　一　　社会医療法人三栄会ツカザキ病院呼吸器内科・感染症科部長
木　野　稔　也　　元誠光会草津総合病院健診センター長
井　上　　　元　　日本赤十字社和歌山医療センター内分泌内科部長
西　脇　聖　一　　誠光会草津総合病院整形外科部長

序

　本書は主として内科疾患に関して総合的な力を必要とする医師，特に高齢者医療に必要な知識習得に役立つ参考書として計画されたものである．日常臨床によく遭遇する common disease の診断・治療のコアになる知識を解説したものであり，稀な疾患については専門書に譲ることにしている．本書の企画は宮田學先生，執筆を担当している各先生の多くは草津総合病院に勤務している．当病院は 719 床を有する地域医療支援病院である．急性期医療から地域包括ケア病床，リハビリテーション病床，医療・介護病床を有するケアミックス型の病院である．この病院の総合内科医師は人間ドックから終末期医療まで関与しており，初診患者の単なる振り分け外来だけでなく，遅滞なく初期診断を行い，適切な専門診療科に紹介するとともに，高齢者で多臓器機能障害を有する患者，生活習慣病で長期に治療が必要な患者を診療している．

総合内科の歴史

　草津総合病院では，私が 2002 年院長として赴任した当時は専門医がそれぞれの専門領域の診療を行っていた．発熱，食欲不振，体重減少，下肢浮腫，全身倦怠感等の不定愁訴等を訴え，いずれの診療科で診察をうけたらよいか分からない患者が多かった．

　高齢の患者が多くなり，症状の訴えが曖昧になり，しかも複数の臓器障害を抱える患者が増加し専門診療科のみの対応では患者のたらい回しが多くなったため総合内科を開設することになった．

　私は，奈良県の天理よろづ相談所病院循環器内科に勤務していたことがあり，1976 年，当時の山本利雄病院長が同病院の臓器別専門診療の谷間で，医療への不満を持つ多くの患者がいることに気づき，総合外来と総合診療方式によるレジデント制（卒後臨床研修制度）をわが国で初めて導入され，総合診療という名前が広まってきた．

　その後，国立大学で初めて 1986 年に佐賀医科大学（現佐賀大学医学部）に総合診療部が開設された．佐賀医科大学総合診療部のモットーである「臓器や疾患を選ばず，患者の健康上の問題に広い視野から対処する」ことは日常診療にとって大変重要な提言であった．その後，60 の大学病院，多くの中核病院にも総合診療部門がつくられた．外来診療部門では，初診患者は小児・産科・外科系以外は総合診療外来を受診し，専門的な診断が必要となった場合には専門診療科へ紹介した．慢性的な疾患があり，長期治療が必要な場合にはかかりつけ医へ紹介して病診連携をすすめるようになり，いわゆる横断的医療が中心となった．

　しかし，わが国における総合診療部門は米国と異なり，小児科や産婦人科，外科などの領域を扱わないので，実質上は総合内科に相当する．米国総合内科学会（Society of General Internal Medicine）がまとめた総合内科の将来展望では，総合内科医とは複数の慢性疾患を有する大人の患者を長年に渡って診療するための必要な知識，技術，態度を有する医師，縦断的医療を行うことができる医師である．

　しかし，横断的医療が中心のわが国の大学病院の総合診療部門では入院ベッドを持たないと

i

ころが多く，総合診療を希望する研修医が育たなかった経緯がある．

総合診療医の役割

　わが国の如く，超高齢社会では多疾患を有する高齢者では，複数の専門診療科を受診する必要があり，患者はますます大病院志向となり，病院の外来は混雑をきたし，待ち時間が長くなる．この問題の解決策は，幅広く，しかも専門知識もかなり備え持ったゼネラリスト（総合診療医）の養成である．日本プライマリー・ケア連合学会は総合診療医のあるべき姿として「高血圧の管理，禁煙指導からうつ病の診断と精神科・心療内科へのコンサルト，捻挫の処置，褥創治療，がん患者の緩和ケア，学校医などをすべて1人でこなし，胸痛から大動脈解離をみつけ，不明熱から血液がんを発見できるレベル」を求めている．

　2014年5月には日本専門医機構が発足し，専門医を統一基準で認定する第三者機関が専門医の技術・質を担保することになった．現在専門医は18種類あり，その中に総合内科があるが，2017年度から新たな専門医に関する仕組みが作られ，2018年度から19番目の専門医として総合診療医を創設することになった．総合診療医の役割は，日常的に頻度が高く，幅広い領域の疾病と障害等について，わが国の医療提供体制の中で適切な初期対応と必要に応じた継続医療を全人的に提供することである．実際上，総合診療医は主に高齢者の診療を想定したものである．複数の臓器にまたがる病気に対処し，看護師，介護士と協力して在宅医療を手掛ける．この総合診療医は地域包括ケアの担い手であるかかりつけ医に必要な専門医であり，若い医師のみならず他の専門を有し，病院に勤務した後，開業しようとするベテラン医師の受け皿にもなりうる．この総合診療医は学校検診から予防医療，在宅医療まで含む広い領域をカバーする医師を想定している．さらに超高齢社会を支える立役者として「地域包括ケア病棟（病床）が2014年の診療報酬改定から新設され，この病棟（病床）を充実させるには総合診療専門医の役割が重要である．

病院総合内科医の役割

　草津総合病院の総合内科医は小児科，産婦人科，外科系診療科以外の診療を担当しているいわゆる病院総合内科医である．総合内科の診療ポリシーは「専門診療科宛の紹介状のない患者で，臓器や疾患に関係なく，まず総合内科医が総合的に診断治療して，必要と判断した場合に専門診療科に紹介する．特に高齢者で多臓器疾患をかかえている患者は総合内科が継続的に担当することにしている．それに伴って，地域の高齢者施設，在宅医療との連携を密にすることにしている．現代の医療は医師の個人的資質のみでは対処できないことが多くチーム医療が必要である．看護部門，薬剤部門，検査部門，リハビリ部門，臨床工学士部門，事務部門，ケースワーカー等の相談部門との協力体制が必要である．さらに，総合内科医師は初診患者の病院に対する印象に多大の影響を与え，病院の評判に関係するのでコミュニケーション能力にたけていることが必要である．

　本書においては，「総合内科診療のすゝめ」―人間ドックから終末期医療まで―というコンセプトで構成され，病院総合内科医に必要な知識を概説している．病院への初診患者が受診動機となった主訴を基本として診断を行うプロセスを解説した．治療に関しては，侵襲を伴う専門的医療は専門診療科に依頼するが，多臓器疾患をかかえる高齢者では，総合内科で各専門診療科に相談しつつ専門的医療を行っていく必要がある．総合内科医が知っておくべき疾患として，循環器疾患，消化器疾患，呼吸器疾患，糖尿病・内分泌疾患，神経疾患，人工透析を含む腎疾患，感染症，皮膚疾患，輸液療法について記載した．

　高齢者には疾患の発症や経過に心理社会的因子の関与が大きい場合があり，心療内科の受診

が必要となることが多い.

終末期医療

　現在の発達した医療においても，治療には限界がある．認知症高齢者で食事ができなくなり入院治療を希望してこられる患者もあり，どこまで医療を行うべきか難しい問題である．このような終末期医療に関しては，老年医学会が立場表明を行い，高齢者の終末期とは「病状が不可逆的かつ進行性で，その時代に可能な最善の治療により病状の好転や進行の阻止が期待できなくなり，近い将来の死が不可避となった状態」と定義している.

　終末期では治療の差し控えや中止も選択肢として，よりよい看取りを考えることが重要である．本院は医療療養病床，介護療養病床を 200 床有し，2013 年の退院累積数は 185 名，そのうち死亡退院が 135 名であり，これらの豊富な症例について終末期医療について概説したい.

　2018 年 10 月

木之下　正　彦

まえがき

　市中の大病院や大学病院では内科も循環器内科，消化器内科，呼吸器内科，血液内科，腎臓内科，神経内科などに細分化され，どこで診てもらったらいいのかわからない．大学病院や市中の大病院に風邪ひきや胃腸炎の腹痛まで押しかけられては専門的診療に支障をきたすとして，最近では紹介状のない新患は制限する方向にあり，病院機能評価でも診療所や他病院からの紹介率が重視されている．病院と診療所の機能分化を明確にし，専門的医療を効果的に推進するためには当然の措置であるが，患者さんや家族，一般市民に充分理解されているとは言い難い．

　病診連携により病院が診療所からの紹介患者を診察し，検査所見や治療方針をフィードバックして診療所に逆紹介して診療情報をやり取りすることは診療所のレベルアップにもつながるし，専門治療を効率よく進めるには不可欠のシステムであるが国民的コンセンサスを得るに至っていないのが現状である．

　専門分化は内科以外の診療科でも同様の傾向にある．外科領域でも治療の進歩により中小病院や一般外科診療所では対応できない疾患が増加している．脳外科，心臓血管外科，呼吸器外科，腹部外科などに分かれ，腹部外科においても消化管の外科と肝胆膵領域の外科とは完全に分離する方向にある．内科においても，消化器内科は内視鏡診断および内視鏡的治療を行う消化管グループと肝胆膵グループは分離する傾向にあり，同じ消化器内科で診るのが困難になりつつある．大学の消化器内科教室では教授がどちらのグループから選出されるかによって教室の方向性が全く変わってしまう．

　整形外科でも，頸椎，腰椎など脊椎の専門家，膝関節の専門医などに細分化される方向にあり，眼科でも白内障と緑内障の専門家は異なる．耳鼻咽喉科でも頭頸部外科とめまいの外来は分離している．

　眼科，耳鼻咽喉科，泌尿器科，皮膚科というような標榜科ではその領域の疾患については何でもこなせると一般には理解されているようであるが，大病院では標榜科の疾患全般について広く診断し治療することのできる医師は少なくなってきている．

　診療所や中小病院では，それぞれの状況に応じて自分の専門性を日常診療のなかでどのように生かしていくかは各人が考えて行かねばならない問題である．研修医や卒業後間もない若い医師たちは数年で自分の専門分野がほぼ決まってくるが，大病院をはなれて中小病院に赴任したり，開業して診療することになると専門分野の診療のみではやっていけない．開業して内科を標榜するに際して，循環器内科，消化器内科などとしてある程度専門的診療にしぼった診療体系にするのか，内科・小児科などとして幅広い診療を目指すかは経営の問題もからんで難しい判断を迫られることになる．ある程度の専門性を生かしながら総合的医療を進めるというのが現実的対応であり開業に際して考えることであろう．

　一般内科の診療はわが国では専門的な診療より一段レベルの低い医療と見なされる傾向にあるが，疾病構造が変化し人口の高齢化が進んだ今日では，総合内科的診療はひとつの専門性をもった診療部門である．医療に対する幅広い知識をもって疾患に対する治療方針を決定し推進

するとともに不治の病いに対するメンタルヘルスケアを含めたフォローアップも総合内科医の重要な役割の一つである．人間は精神面をも含めた総体的存在であり，身体疾患の診療はその一部にすぎない．

現在の高齢社会では全人的，総合的診療を念頭に高齢者医療，終末期医療に関わる必要がある．総合医療は，ある時点での横断的総合医療と経時的に生涯を通じて関わる縦断的総合医療の二つの軸があると思われる．

この過程で専門医療を要する病態が生じた場合は治療を専門医に委ねることになるが，専門医療により完治できず慢性疾患に移行した場合は再び総合内科で経過観察することになる．終末期医療も当然総合内科医の守備範囲になる．健康管理の一環としての健康診断から終末医療にいたるまでの時間的経過とともに総合内科医あるいは家庭医が中心になって関わるのが「かかりつけ医」の考え方である．

一横断面における総合的診療のみならず，生涯にわたる「かかりつけ医」が医療の底辺を支えるという縦断的総合医療をめざして本書のサブタイトルを“人間ドックから終末医療まで”とした．

病院の総合内科医は横断的総合診療に大きな比重があり，開業の個人医院における診療は縦断的総合診療の意味合いが強いと考えれば解りやすい．病診連携がうまく機能するためには地区医師会と病院のコミュニケーションが重要であり，病院も急性期医療が終了すればもとの診療所に速やかに患者を帰すことにより双方の信頼関係が保たれる．

そのためには家庭医も病院の総合内科医も現在の医療の動向について絶えず学習することが必要である．メンタルヘルスケアを含めた全人的医療を目指すのが総合医療である．

本書を補完する意味で，各専門医療の動向を家庭医や総合内科医に解りやすく実地医療に即して執筆してもらいたいと思い，「総合診療ライブラリー」を企画した．

総合内科医が基本的に身に着けておいて欲しい事項，ここまでは検査して送って欲しいという専門医の要望を含めてまとめていただくようお願いしている．

かかりつけ医となる診療所や地域の中小病院内科医のレベルアップをはかり専門医療提供へのスムーズな流れを確立することは，明日の医療へのモチベーションの高揚にも通じると信じている．

2018 年 10 月

宮　田　　學

超高齢社会の医療体制と総合診療

　超高齢社会が進行し，2025年以降には，75歳以上の高齢者が25％を超える社会が出現する．高齢者の増加は様々の分野で，我が国の社会全体の変革を迫っている．なかでも医療の分野は，高齢者の増加とともに，医療の高度化によって医療費の増加が大きな経済的負担となっており，効率的な医療制度の構築が求められている．

　現在積極的に進められているのは，医療機関の機能分化・強化と連携，在宅医療の充実である．特に病院の診療機能の分化は最大の課題である．策定されたそれぞれの地域医療構想に沿って，各医療機関が適切な病床機能や病床数，看護体制などを選択し，地域で完結する医療体制を目指さなければならない．しかし，厳しい経営状態に置かれている多くの医療機関が，協調して地域で求められる医療体制への転換を図れるか，課題は大きい．

　一方で，疾病構造の変化も医療体制の変革を迫っている．生活習慣病が診療の中心になり，日本人の死因の第1位である悪性疾患でさえ，長い治療経過を有する時代になった．診療ガイドラインや新しいエビデンスに基づく医療が実践され，専門分化が進み，高度な医療が一般病院で行われている．治療の適応範囲が拡大して，多くの患者が恩恵を受けられるようになった．しかし最近は，進みすぎた医療の弊害を指摘する声も上がっている．高齢者では複数の疾患が併存することが常態である．現代医療による最高の治療が，必ずしも最善の治療とはならない事例も指摘されている．多死社会を迎えて，終末期医療に対しても様々の議論がなされ，国民の死生観も多様になっている．高齢者の病態は疾患の寄せ集めではない．患者一人ひとりにとって適切な医療とは何かを，考え直さなければならなくなった．これからの医療には，高い専門性を有する専門医と，総合医・かかりつけ医との緊密な連携が欠かせない．

　このような状況の中，これまでの基本領域の専門医に加え，総合診療を一つの専門と位置づける，新たな専門医制度が発足した．細分化された専門医とは別に，総合診療医を専門医として認定するものである．高齢社会に求められるのは，生活の場において，高齢者を総合的に診ることである．総合診療の基本は患者-医師関係にある．現代医療は診療の中心にいる患者の理解と参加なくしては成り立たない．医療の効率化を図ると同時に，患者も自立して疾病に向き合うことが求められる．高齢者の総合診療には幅広い診療能力と，患者の生活や考えをよく理解し，一人ひとりに個別化された医療を実践することが必要である．

隠　岐　尚　吾

総合内科・総合診療科 随想

　私は平成28年春までの15年間，草津総合病院総合内科と介護病棟の診療に従事し，以後は介護老人保健施設（以下，老健）に週1日，特別養護老人ホーム（以下，特養）に週2日出向している．内科・外科系の診療科が揃った総合病院における総合内科とその担当医の在り方と現況については，本書の総合内科概論を参照して頂くとして，本稿では老健と特養における総合内科医のスタンスにつき私見を述べさせていただく．

　老健では，施設長が常勤医として制度化され，代行医師の業務には出向当日のショートステイ者や新入所者の確認，臨時処方，通所リハビリテーションセンターの安全留意，検食などがある．臨時の専門医への紹介は通常，ケアチームからの情報提示（持続する発熱，尿閉，骨折の疑いなど）が動因となるが，検査室・薬局が不備のため診療録の病歴，問診情報，身体所見を基にタイムリーな病院搬送をはかることになる．これは総合内科医に求められるスキルアップに資する機会になるとも考えられる．

　特養では，慢性疾患・複合疾患の超高齢者が多く常時介護を要しその大役は看護師・介護士のケアチームが担う．医療については常勤医制度はなく，入所後も紹介元の病院やかかりつけ医に通院を続ける事例も少なくない．私の出向日には，回診，定期や臨時の処方更新，検査指示，臨時の専門医紹介，介護保険関連文書作成のほか終末期医療に関連するインフォームドコンセントなどがある．これら多岐にわたるプロセスが効率よく円滑に進行するには医療（総合内科医，専門医）とケアチーム相互間の持続する信頼と連携が必須であり，これは同時に関連スタッフのキャリアアップに資するところ大であると信じる．今後は新たにACPの実践が求められようとしている．これには意志決定能力が低下する以前から患者・家族と医療につき対話するプロセス，また多職種チームによる患者の身体・心理・精神的要求に対する評価などを含むともいわれ，特養の現況でどこまで馴染めるものか今後慎重に検討を要する課題と考える．

河　村　慧四郎

目　　次

序 …………………………………………………………………＜木之下正彦＞　　i

まえがき …………………………………………………………＜宮 田　　學＞　　iv

超高齢社会の医療体制と総合診療 ………………………………＜隠 岐 尚 吾＞　　vi

総合内科・総合診療科 随想 ………………………………………＜河村慧四郎＞　　vii

第 1 章　総合内科概論 ………………………………＜宮 田　　學＞　　1

第 2 章　人間ドック …………………………………＜宮 田　　學＞　　12

第 3 章　総合内科診療の実際 ………………………＜宮 田　　學＞　　18

第 4 章　流行感染症と予防接種 ……………………＜宮 田　　學＞　　26

第 5 章　心療内科疾患 ………………………………＜波多野和夫＞　　36

第 6 章　周辺疾患診療の動向 ………………………………………　50

1　皮膚科疾患 …………………………………………＜古 田 未 征＞　　50

2　感染症 ………………………………………………＜内 田 隆 一＞　　54

3　肺結核 ………………………………………………＜木 野 稔 也＞　　66

4　糖尿病合併症 ………………………………………＜井 上　　元＞　　68

5　整形外科疾患 ………………………………………＜西 脇 聖 一＞　　74

第7章　高齢者医療 ……………………………………＜宮田　學＞　83

1　超高齢社会の到来 …………………………………………………… 83

2　高齢者の身体的特徴 ………………………………………………… 88

3　高齢者の代謝 ………………………………………………………… 93

第8章　高齢者の亜鉛欠乏症 ……………………………＜宮田　學＞　103

1　老化と亜鉛欠乏症 …………………………………………………… 103

2　亜鉛欠乏症の歴史 …………………………………………………… 105

3　亜鉛の生理作用 ……………………………………………………… 108

4　亜鉛の生体内分布 …………………………………………………… 109

5　疾患と亜鉛 …………………………………………………………… 111

6　亜鉛投与による感染の予防 ………………………………………… 121

あとがき …………………………………………………………………… 125

推薦図書 …………………………………………………………………… 128

索引 ………………………………………………………………………… 129

MEMO

ホスピタリスト…………………………………………………………… 10

インフォームド・コンセントと医師の裁量権………………………… 11

Brugada 症候群 ………………………………………………………… 17

肺炎球菌ワクチン………………………………………………………… 35

廃用症候群………………………………………………………………… 92

Werner 症候群 …………………………………………………………… 92

簡易 Na, K 測定器 ……………………………………………………… 96

第 1 章
総合内科概論

　専門分化が進み内科診療が細分化した現代の医療において，臓器別診療の合間でどの専門診療科で診てもらったらよいのか判断に苦しむ患者さんや，複数の疾患を持っていて総合的診療が必要な患者さん，高齢化が進みあちこち悪くなり日常の生活指導を含めて管理を要する患者さんなどを総合的に診療するのが総合内科である．

　開業の先生方や近隣の介護施設からの紹介も多く，何科で診てもらったらよいのか判断のつきかねる患者さんにとって何が必要か，家族との連絡を密にし，MSW（メディカル・ソシャル・ワーカー）と連携して診察にあたる．治療方針が決まれば，紹介医に入院加療する旨あるいはしばらく通院してもらう旨連絡する．紹介状の無い新患については，かかりつけ医で診てもらいたい場合には逆紹介する．

　急性期治療を要するものは急性期病棟にて加療するが，高齢者で急性期治療を要しない場合は療養病棟に入院してもらう．療養病棟では介護中心の医療を行うが，発熱その他の症状について看護師の報告を受けたら必ず自分の眼で所見を確かめ必要な検査を行う．

　以下に総合内科医が心がけなければならない事項を列挙してみる．

- どの専門科で診てもらったらよいか解りにくい患者を診る．
- 一人でいくつもの疾患を併せもつ患者を総合的に見る．
- 専門治療を要する患者は早い時期に専門医に治療を委ねる．

- 救急外来，ICU，CCU と連携し，その一端を担う．
- 急性期病棟，回復期病棟，リハビリテーション部門と連携する．
- 最新の検査の動向，新しい検査に精通する．
- 各専門科のクスリの使い方の概略を知っておく．
- 放射線診断がひととおり自分で出来るように修練する．
- 予防から終末医療まで多面的な医療に対応できるよう修練する．
- 病診連携の立場から，医師会や診療所との調整をはかる．
- 院内の他部門や多くの職種との調整をはかる．
- 内科医局内の調整役，他科との間の架け橋的役割を果たす．
- 現在の医療の動向の概略について最新情報の取得に努める．
- 終末期医療を担当する．
- 死を前提とした医療はどうあるべきかについて考える．
- 経管栄養，胃瘻，褥瘡管理，NST などとの連携を図る．
- 栄養科と連携し，濃厚流動食の使い分けに習熟する．
- 患者および家族が何を望んでいるかを常に念頭に置き医療にあたる．
- 終末医療においては，どこまで医療を行うか家族との連絡を密にする．
- 在宅医療を支援すべく，介護支援センター，ケアセンターとの連絡を密にする．

1 総合診療の現状と展望

日本内科学会雑誌 第 92 巻 第 12 号（2003）の特集「総合診療の現状と展望」において，当時の京都大学総合診療科教授，現聖路加国際病院長福井次矢氏は，その巻頭 Editorial で次のように述べている．「あらゆる分野の医療があまりにも臓器別に専門分化してしまい，患者の立場からは全人的あるいは総合的診療がしばしばないがしろにされてきた．わが国における総合診療部門は米国の家庭医学（Family Medicine）と異なり，小児科や産婦人科，外科などの領域を扱わないという意味では，実質上，総合内科（General Internal Medicine）に相当すると言ってよい．しかし，米国での医療と医学教育全体の中に占める総合内科の貢献度の大きさに比べるとわが国の総合診療部門の貢献度は明らかに見劣りがする．米国総合内科学会（Society of General Internal Medicine）がまとめた総合内科の将来展望の中の言葉を使うなら，"総合内科医とは複数の慢性疾患を有する大人の患者を長年にわたってフォローするために必要な知識，技術，態度を有する医師であり，小児科医（Pediatrician）に対して，Adultrician（doctors for adults）と言われる所以である"」．

あらゆる健康問題や疾病に対して適切な初期対応が求められる総合内科医にとっては，膨大な数にのぼる疾患のひとつひとつについて専門医と同じように最新の知識に精通し，高度な技量を身につけておくことは，現代医学が日進月歩であることを考えると，実際上不可能である．EBM（evidence-based medicine）の意味するところを深く理解し，これを踏まえた医療を実践することが総合内科医に求められるものであり，医学教育との関連においても卒後臨床研修においても総合診療部門の果たす役割は大きい．

総合内科における研究は，患者を診療する中で実際に遭遇する問題点を解決するための研究であることが望ましい．そのための研究方法は臨床疫学，臨床統計学である．しかし，わが国には米国の総合内科のように十分な時間と人的パワーを振り向けることができる総合診療部門はほとんどな

いのが現状である．

この状況は 10 年以上経過した現在でも変わっておらず，内科の専門分化と細分化が進み，大学の医学教育の現場で全人的，総合的に患者を診るという医療の原点が置き去りにされていく状況はむしろ加速されている．

2 総合内科の存在意義

現代医療はチーム医療により成り立つ．病院発展の基礎は良質の医師をいかに確保するかにかかっているが，医師の個人的資質だけでは現代医療は成り立たない．一時代前とは比べようもなく多職種の協力体制が必要である．看護部門のバックアップは勿論のこと，薬剤部門，臨床検査部門，事務部門に加えて，医療工学士など新しい部門の導入が不可欠である．病院職員の職種配分は流動的で，その時代を反映して変化する可能性がある．病院は実に多様な職種により構成されており，電子カルテの導入，高額医療機器への依存度などに伴い新しい職種の導入を常に考えて行かねばならない．他部門には伺い知ることができない業務についても協力体制，協調関係が今までにも増して重要になってきている．

大病院では，大学医局ほどではないにしてもセクショナリズムが存在し，古い病院ほどその傾向が強い．しかし，これからの医療は，各科のセクショナリズムの垣根を取り払い気軽に対診に応じ，お互いに無理も頼めれば融通をつけあうことができる日常のコミュニケーションが必要になる．高度に専門分化した医療においては，その専門医療を推進することが出来るよう，周辺の諸問題の処理を担当する部門が必要になる．総合内科あるいは総合診療科は，そのような意味で病院の安全弁的役割を果たすことが期待される．

また，病診連携の窓口として診療所からの紹介患者の診療を担当し，どの科で診てもらったらいいのか診療所側の立場を尊重して便宜を図るとともにスムーズに受け入れができるよう院内調整を行うことは総合診療の重要な仕事のひとつである．

総合内科で扱う疾患は同時に多臓器の障害を併

せ持っていたり，専門的治療の対象とならないなどの理由によりどの科でも敬遠される高齢者が多く，否応なく老年医療に関する素養が要求される．近隣の特別養護老人ホームやケアセンターから受診する誤嚥性肺炎や終末期の高齢者を入院させ治療にあたることも総合内科の仕事である．

介護施設において看取りの体制を整え終末医療を完結して欲しいと思うけれど各施設とも医師不足ですべての終末医療を担うことには限界がある．いきおい終末医療を病院で引き受けざるを得ないのが現状である．

3 総合医（ジェネラリスト）の育成

専門医の養成は比較的短期間で可能であるが，総合医（総合内科医，総合診療医）の養成は短期間では無理である．しっかりした養成機関も少ない．大学は専門医志向で総合医を養成する体制にはなっていない．老年科や総合内科などの総合診療を志向した診療科も撤退せざるを得なくなった大学も出てきて新たに総合内科，総合診療科を作るには全くの1から始めなければならない状態である．

病院においても，専門医療一筋で先端医療を担ってきた専門医が年齢的限界を感じて総合医療への転向を目指す場合，現在では総合内科，総合診療のトレーニングを施す適切な機関および指導スタッフが見つからないのが現状である．

標榜科としての総合診療科を各大学がどのように運営し，総合診療科の専門医，指導医をいかに養成するかは緊急の課題であるが，発足時から確固たる方針のもとに運営することが望まれる．総合診療の専門性を確保し良質の医療を提供する教育システムを構築するためには何が必要か，総合内科医あるいは総合診療科医の養成の場としては，ある程度専門分化の進んだ500床以上の病院がその可能性を比較的よく保持していると考えられる．

専門分化が進んだ現状ではジェネラリストの育成が急務とされ，医学出版界では総合診療，総合内科分野の書籍が次々と出版されている．これら

の本の傾向はジェネラリストとして既に一定の評価を得ている監修者が分野の枠を越えて解説する構図がほとんどである．

最近は数年前の見解や治療がもはや時代遅れになることも稀ではない．一方で，患者の権利意識が強くなり，新しい医療，より専門的な医療を要求する傾向が助長され，医療提供者側も進化し続ける最新の医療を絶えず吸収し習熟することが求められる．

大学病院以外でも都市部の基幹病院では内科の専門分化が進み各専門外来を置いているところが多くなってきているが，臓器別診療を基本にして病棟を編成できる病院はそれほど多くない．圧倒的多数の中小病院では内科の専門分化は不可能で，総合内科とことわるまでもなく内科疾患全般について診療せざるを得ない．

Common disease も予約なしで診療しなければならない一般病院あるいは専門分化が不完全な病院では，総合内科的診療はむしろ抵抗なく受け入れられると思われ，日常診療そのものが総合内科診療の実践である．医学教育において総合診療の必要性をどのようにして学生や研修医に理解し実感してもらうかはわが国の将来の医療にとって非常に重要な問題である．少なくとも医学概論や医療哲学などは，学部教育でしっかり教えて欲しい．

4 医学教育制度と病院経営

かつて，病院の職員数はほぼ病床数と同じ人数が必要であり，常勤医師は病床数の1割が必要であると言われたが，現在ではそれ以上の人員が必要である．それでも現在の先端医療を推進するには十分ではなく，多くの非常勤医師に頼らざるを得ない．

世界的にみるとわが国の人口10万人当たりの医師数はそれほど不足しているわけではない．医師の偏在，都市集中が問題であり，辺地医療に携わる医師が足りないのである．これは医学部の定員を増やしただけでは解決しない．各県1医大構想のもとに医学部あるいは医科大学が整備され，

昭和40年当時の約2倍の数の医科大学があり，当時の2倍の約9,000人の医師が毎年誕生する．しかし，地方医大の大きな悩みのひとつは，新卒の医師の当該府県への定着率が悪いことである．入学時にある程度県内在住者を優遇するとしても，他府県の出身者は卒業後，出身県や大都市で入局あるいは就職するものが多い．

国立大学であれば，少なくとも卒業後10年間程度は出身校の存在する県で診療することを義務づけるなどの措置が必要になるであろう．

新卒医師の意識自体にも大きな変化が見られる．昭和40年代，50年代には，内科，外科，産婦人科などのメジャーの診療科の志望者が多かったが，最近は，マイナー診療科の志望が多く，産婦人科などは必要医師数をいかに確保するかが大きな問題である．

卒業後の診療科の志望決定は全く自由意思に任せられているが，各診療科の必要数を国の医療政策として算出し割り当てるようなことを考えざるを得ない時代に来ている．

厚生労働省は標榜科構想を打ち出し早期実施を目指しているが，17の標榜科の最後のひとつが「総合診療科」に決まった．標榜科認定の条件や具体的運営の細部についてはこれから次第にはっきりしてくるであろうが，医療政策として各標榜科の必要医師数を調整し，医師の都市集中に歯止めをかけて適正配置を進めるという意図があると思われる．

研修医制度が変わり，自由に研修病院が選択できるようになったことは時代の趨勢でもあり，大学医局を頂点とした医師供給体制に大きな変化をもたらした．博士号取得の意義が少なくなり，専門医資格取得志向が強くなる傾向にあることはそれなりに意義のあることであると思われるが，医師の供給源としての大学医局という体制が維持できなくなり，病院の医師確保は容易でなくなりつつある．

病院経営には多くの困難や問題点があるが，高度成長時代が去り，産業界自体が大きな変革を迫られている．倒産件数が増加し，自殺者が3万人を超えるという時代において，若年の正規雇用率が低下し非常勤やパートタイマーが増えてきた．医療も他の産業構造や雇用の現状に影響されるが，医療機関においてはなりふり構わず利潤追求に走るわけにはいかない．長期にわたる病院経営の安定をはかるには小手先のつじつま合わせに走ることなく王道を行くしかない．

しかし，他の企業からみると病院経営はまだましであるという．良い医療を提供するという本来的な目的を追求することにより生き残ることが可能であるし，病床利用率を確保しさえすれば収支予測が可能であるからだという．他職種においては設備投資が回収できるかどうかは種々の要因により影響され予測が困難で，理念だけで経営できるものではないという現実があるのに比べて病院経営は非常に恵まれていると他分野の経営者は言う．

5 医学系の学会

医学系の学会は，内科学会，外科学会，小児科学会，産婦人科学会，整形外科学会，眼科学会，耳鼻咽喉科学会，皮膚科学会というような診療科別の学会および，循環器病学会，消化器病学会，腎臓病学会，内分泌学会，神経学会など臓器別の学会が主流である．

さらに糖尿病学会，脳卒中学会など個々の疾患を対象とした学会や臨床検査医学会，癌治療学会，など個々の検査法や治療法に関する学会もあれば，老年医学会，人間ドック学会，プライマリーケア学会など総合的診療を基本として設立された学会もある．

平成26年1月現在の日本医学会分科会は118におよぶ．これ以外にも日本医学会に属さない学会や研究会が多数あり，今後その数は益々増加すると考えられる．

大学の臨床医学系講座で，臓器別，疾患別の講座とは別の観点から開設された老年科，総合診療科などの診療科では，個々のスタッフや医局員が最初から内科全般を診れるようなジェネラリストを目指してきたのではなく，個々のサブスペシャリティーを中心に講座全体としてどのような疾患

にも対応できる体制を作ってきたにすぎない.

　日常の研究活動は，循環器病学会，消化器病学会などそれぞれの専門科別のフィールドで活動せざるを得ない．最先端の医学，医療を目指し，病態機序の解明と新しい治療法の開発に重点を置く現在の大学において総合診療は非常に育ち難く，総合診療の教育体制をどのように整えるかは各大学医学部，医科大学での最重要課題である．先鋭的医療偏重の臨床講座が片手間で総合医学の学部教育および卒後教育を担当できる筈がない．

　質の良い総合診療をどのようにして提供し，卒前・卒後教育に反映させていくかは看護教育より難しい面がある．看護教育においては教育スタッフのより良い看護を実践したいという自己実現のモチベ - ションと教育理念が比較的よく一致しているのに対して，医師の場合は先端医療の開発あるいは病態機序解明という自己実現の方向性と教育モチベーションが必ずしも一致しないことが多いと考えられるからである．

6 専門医認定

　2014 年 5 月 7 日，日本専門医機構が発足した．専門医を統一基準で認定する第三者機関で，2020 年度から新しい専門医認定が始まる．新しい制度は，19 の基本分野，すなわち総合内科，小児科，皮膚科，泌尿器科，精神科，外科，整形外科，脳神経外科，産婦人科，眼科，耳鼻咽喉科，放射線科，麻酔科，病理，臨床検査，救急科，形成外科，リハビリテーション科，総合診療科で，3 年間の研修（2017 年度開始）が専門医資格取得の条件となる．基本分野の専門医資格取得後に各サブスペシャリティーの専門医を取得することになる．現在でも内科認定医の取得が内科系関連学会専門医受験資格の必須条件となっているが，初期臨床研修制度と併せ，医師としての総合的な能力が求められる．

　内科学会には「認定内科医」と「総合内科専門医」（旧認定内科専門医）の資格がある．「総合内科専門医」の受験資格は認定内科医を 1 回以上更新した者となっている．現在の合格率は「認定

内科医」86 ～ 94％，「認定内科専門医」71 ～81％，更新に必要な単位数は「認定内科医」25単位，「認定内科専門医」25 ＋ 50 単位．現在の出題基準（科目）は総合内科，消化器，循環器，内分泌，代謝，腎臓，呼吸器，血液，神経，アレルギー，膠原病および類縁疾患，感染症，救急である．

　総合診療科が第 17 番目の標榜科として認められ，個々の学会によって行われてきた専門医の認定が第 3 者機関によって行われることになり，その具体的方策は今から急速に固められ実施されるのであろうが，他の専門科の認定医，指導医とはかなり異なった側面がある．安易に妥協すると総合医療の質は向上しない．総合内科専門医，総合診療科認定医は他の専門医の取得を条件として，その上に内科全般あるいは全科にわたる総合診療に関する認定試験を実施すべきであって，既存の認定医，専門医に対する移行措置を設けるべきではない．

　総合内科医，総合診療科医のもうひとつの側面である高齢者医療，終末医療に関しては，むしろ医学部の学生教育における医学概論，医療倫理教育の充実と卒後研修における全人的医療の視点をどこでどのようにして体得してもらうかにある．各専門分野における技術的側面は各専門科医に委ねればよいが，医学倫理，医療哲学の問題は学部教育の早い段階で導入しなければならない．専門に特化した教育を受けるにつれて医療の本質である全人的医療に立ち返る余裕がなくなってくるのも現実である．救命し得ない疾患に対して医師は何ができるのかという謙虚さを常に保つことが必要である．

　本書を企画したのは，2014 年，日本専門医機構が発足し，総合診療科が 17 番目の標榜科として認められたのを機会に，総合内科，総合診療科のあり方を見直してみたいと思ったからである．各大学は標榜科としての総合診療科の教育に戸惑いながらも準備に努めており予定通り発足すると思われるが，第 3 者による専門医認定機構は，総論賛成で始まったものの，各論では各学会との調整が難航し暗礁に乗り上げ，時間をかけて議論

することになった．いわば振り出しに戻るという格好である．

7 医療過誤と訴訟社会

医師の学問的業績あるいは営利事業のために患者はあるのではないかと受け取られかねない事例が時に世間を騒がせマスコミの絶好の餌食になる．しかし，なかには良かれと思って行った医療行為が医療過誤に問われ，医師が刑事告発されるというようなことが起こる．このような風潮を医学界としてなんとか防衛すべく政界，司法・検察にも働きかけ，いかにコンセンサスを引き出していくか，地道な努力が要求される．

日本医師会が医学畑の有識者を衆参議員として一人でも多く送りこみたい事情の裏には医師の権利擁護のみならず，医師に対するバッシング風潮への危機意識がある．どこの世界でも，一部の不届きもののために全体のイメージが悪くなり大部分の真面目に働いているものが不利益を被ることはあり得ることであるが，医師を一つの特権階級と見なし反感を抱かせる潜在意識については我々医師一人ひとりが常に謙虚に戒めなければならない．

医療には一定の確率で不測の事態が生じることは避けられず，現代の訴訟社会ではある程度防衛的医療にならざるを得ないが，明らかな殺意をもってなされた殺人と同様に医療過誤が刑事告発され殺人罪が適用されるようでは安心して医療行為を行うことはできない．

8 健康の定義

世界保健機関（WHO）憲章前文に，「健康とは，身体的，精神的ならびに社会的に完全に良好な状態である」と定義されているごとく，健康は単に身体的に元気であるのみならず，精神的にも安定し，社会的にも精一杯活動ができるという理想的な状態を想定している．究極の理想を健康の極に，その対局に死を置き，その間には種々の程度の不健康が連続的に存在する．健康診断を定期的に行い，これに基づき保健指導やメンタルカウンセリングを行うことが必要である．検査異常のあるものは症状のないうちに予防的治療を行うことが健康を維持するために必要である．

9 かかりつけ医

総合内科診療は，身体的のみならず，精神的および社会的な視点を含めて総合的な健康を保つことを目標に診療する．身近に何でも相談できる"かかりつけ医"を持ち，総合内科的視点で慢性疾患や生活習慣病の治療を受ける．風邪ひきや腹痛などの初期診療は"かかりつけ医"に診てもらい，精密検査や専門的医療を要する場合には紹介状を書いてもらって病院を受診するというのがあるべき医療の姿であろう．そのためには，何でも大病院志向の患者教育が必要である．

医師は，忙しい日常診療のなかでこれらの新しい知識をいかにして身に着けていくのか，その最も有効な手段が専門医への紹介を通じての診療情報の交換である．自分が習得した旧来の治療の枠に閉じこもって他の医療機関との交流に積極的でない医師と積極的に患者を紹介して病院の専門医の意見を聞く姿勢をもった医師の間には大きな差がついてしまう．現代の日々進歩する医学，医療では，分野によっては，5年前の治療が時代おくれになり通用しなくなることもある．登録医制度を利用して紹介患者を病院に訪ね，主治医と治療方針について議論することも，双方にとって有意義なことである．

10 人間は各臓器の寄せ集めではない

最先端の医療レベルを維持するために大学病院や市中大病院の医師は日夜研鑽し，研究活動にも励んでいる．臨床研究の成果を学会で発表し論文としてまとめるという研究活動は医療レベルの向上にとっても極めて大切なことである．専門医療の分野では治験を含めた臨床医学における最先端の研究が行われている．しかし，臓器別の専門分

化と業績中心主義の研究にはそれなりに弊害も生じてくる．人間は各臓器の寄せ集めではなく，総合的に機能してはじめて健康を保つことができる．

50年前の内科の講義では，「いかにかけはなれたように見える症状でも同じ原因から派生していると考えてその発症機序を解明しなければならない」と教えられたものである．しかし疾病構造が変化し，高齢化が進んだ今日ではそのままあてはまらないところがでてきている．日常診療で細かく観察していれば，定説となっている事項に当てはまらない症例や，マニュアル通りの治療ではうまく行かない症例に遭遇することがしばしばある．それは何故だろうと疑ってみることが大きな発見につながる可能性だってないとは言えない．

ジェンナーの種痘は一介の町医者の着想に端を発したものであり，輸血による救命例と死亡例の検討から異型輸血が解明され血液型の発見につながったごとくである．

極度に専門分化した近代医療の体制ではこのような自由な発想が育ち難くなっており，医者の妙味も少なくなっている．大病院に紹介するまでもなく治ってしまうウィルス性疾患や，軽微な症状に関する検討などは中小病院の勤務医や開業の医師にしかできない臨床研究である．臨床医学は科学であって科学ではない．対象となる患者さんを前にして冷徹に観察する科学的態度と，救命のために有効と思われることを先ずやってみるという主観的治療は相容れない場合がある．たとえ救命できない場合でも患者および家族に納得してもらえる医療を行おうとする臨床医の視点を忘れてはならない．その時代に有効と信じられている治療法であっても，科学的根拠をもたず，後年誤りであったと否定される治療は枚挙にいとまがない．患者および家族が納得して心の平安が得られるのであればそれに従わねばならないと言う局面に立たされることは医者の宿命でもある．

高齢者では多臓器に障害がおよび単一臓器の治療だけでは対処しきれないことも多くなる．これらを他の臓器機能にも配慮しながらバランスよく治療することは，各疾患の専門治療とはまた別の専門的な総合的視点が必要である．「木を見て森

を見ず」であってはならないし，ましてや「病気は治ったが個体は死んでしまった」では許されない．

11 医学の進歩と医の倫理

この半世紀のうちに医学は格段進歩した．今でこそ当たり前のことであるが，超音波検査やCT検査がルーチンに行われるようになってからたかだか40年である．

MRI，PETなどの画像診断が導入され，治療面でも内視鏡的治療や腹腔鏡手術，生物学的製剤の開発など，高度医療が医療の現場で当然の医療行為として日々行われている．

遺伝子解析や万能細胞など，基礎医学における進歩はめざましく，時を移さず臨床分野に取り入れられていく．

この間に，移植医学や生殖医学の進歩に伴って，医の倫理を根本的に問い直さなければならないような事態に立ち至り，親子関係や死の判定にさえ法的根拠が求められるようになった．凍結精子を用いれば100年前の人の子供でも産めるというまさにSFの世界が現実になろうとしているのである．人工授精や臓器移植に伴う法整備はいかにも泥縄的で便宜的にみえる．実際のところ法学者でさえその進歩について行けず，とまどい途方に暮れているというのが実情ではなかろうか．

学問や技術の分野における発見や開発は，自己増殖的に留まるところを知らず，前進あるのみ．それがどのような意味をもつのか，いったん走り出すと立ち止まって考えることができなくなる．科学的進歩は"両刃のやいば"で，その運用を誤るととんでもないことになる．原子爆弾しかり，原子力発電しかりである．実用化されると，これに企業の既得権や利権，住民エゴなど各人各様の思惑がからんで，途中で中止することができなくなる．物事は始めることより終えることの方がはるかに難しく，行き着くところまで行かないと収まらない．近代における発見の多くは，人類に多くの利便をもたらしたが，同時に絶えず破滅への序章としての要素を内在している．これを倫理的

に抑制し規制することは根源的に不可能なことであるのかも知れない．科学の進歩は本当に人間を幸せにするのか．科学の進歩には本来，恩恵の裏に必然的に影のようにつきまとう負の部分を伴うと考えなければならない．ある方向に走り出すと，途中で方向転換を図るのは至難の業である．

医学の分野でも，新しい発見や技術革新に歯止めがかからず暴走してしまうような事態が起こりやすい．規制をしても必ず抜け駆けがおこる．生命現象であるだけに，その進歩が救命あるいは医学の進歩に貢献する可能性があると強弁されれば異を唱えることができない．

臓器移植で助かるとなれば死の判定基準をくつがえしてでも新鮮な心臓を手に入れる手段を考えたくなるし，不妊症とあらば他人の腹を借りてでも自分の子供が欲しくなる．進歩の影には人間のさが（性）としか言いようのない利己的側面が見え隠れする．

医学の進歩に伴う最も大きな変化は"あきらめ"の心を失ったことであるのかも知れない．多産多死で成人までに半数しか生き残れないという発展途上国と同じ状況が19世紀前半の先進国にもあり，医療はある程度諦観のうえに成り立っていたものと思われる．

高齢者医療においても然り．不自然に生かされ過ぎて，人間の尊厳も全うできない悲惨な現実がある．人間には寿命があり老衰死もある．平均寿命が80歳を超え，誰でもが天寿を全うできる可能性を期待できるようになったが，同時に老化の悲哀を強いられるようになった．認知症やねたきりの高齢者をまのあたりにして「そこまで生きたくない」と考えるのもおおかたの人の本音であろう．

12 インフォームド・コンセント

インフォームド・コンセントは"説明と同意"と訳されているが，十分な病状説明というニュアンスが強い．聖路加国際病院名誉院長日野原重明先生が100歳を目前にして行われた総合健診学会総会の特別講演「人間ドックの功罪」のなかで

"医師は言葉を媒体とする職業であることをもっと考えなければならない"と述べておられる．

昔ながらの「知らしむべからず寄らしむべし」，「黙って俺についてこい」式の父性的，パターナリズムの医療は現在では通用しない．素人の患者さんにも良く解るように説明し，診断過程および治療方針を納得していただくためにはそれなりの時間をさかねばならない．

学生時代にある大学で「ムンテラ」の講義があると聞いて驚いたことがある．「ムンテラ」という言葉はドイツ語の"Mund Therapie"の略語で，カルテをドイツ語で書いた時代にはよく使われた言葉である．病状を説明することを意味する言葉であるが，口先でうまく丸めこむというようなニュアンスがあり，あまり良いイメージで捉えられていなかった．当時は，癌は本人には告知しないというのが原則で，癌で余命いくばくもない患者さんに腑に落ちない症状をいかに癌の症状ではないともっともらしく説明するかという技術論の講義であるようであったが，大変な驚きであった．しかし，これとて疑心暗鬼にならず終末期を心安らかに過ごしていただくための技術であると捉えれば，言葉を駆使して成り立つ職業の本質が隠されていたのかも知れない．

現在では，癌およびその他の不治の病についても病名および予後について本人に告知するのが当たり前になり，入院時にはそのステージや5年生存率が示され，治療法について患者さんは選択を迫られる．インフォームド・コンセントとして患者さんおよび家族に病状をわかりやすく説明することは医師の重要な業務のひとつである．

13 心の葛藤に向き合う

欧米，特に米国における訴訟社会への対応としてすべてをありのままに告知し，治療手段その他の選択の最終責任は患者自身が負うとする考えに基づいている．家族に告知しても本人に告知しなければ残された生存可能期間の人生設計ができないことに対して医師は責任が持てないという考えの帰結である．例えば，会社の経営者などでは，

余命幾ばくも無ければまだ余力のあるうちに後継者を決めておきたいとか，やり残した仕事や進行中の仕事に区切りをつけておきたいとか他人には伺い知れないことが有るかも知れない．

終末期におけるインフォームド・コンセントは本人に事実を告げて死に対する心の準備をしていただくことでもある．医師にとってはその後の患者さんの心の葛藤に真正面から向き合い一定の結論に達する過程に根気よく付き合うことを意味する．

このような患者さんの悩みや葛藤を受け止め，ときには相談相手になるには少なくとも同世代あるいはそれ以上の医師の方が好都合であることもあり個人的な相性もある．

私も若い頃 VIP の手術不能癌の終末期の主治医として多くの患者さんをみてきたが，揺れ動く心の葛藤をじっと見ているのはエネルギーが要るものである．最近でもじっと見守る事しかできない事に変わりないのであるが，何となく心を許して相談を受けたり頼りにされたりすることも無いわけではない．「何で自分だけがよりによってこんな病気にかかって苦しまなければならないのか」と不運を嘆き半分自暴自棄になった患者さんに対して「負の面ばかり見ないで残された時間を自分らしく生きるにはどうしたら良いのか考えてみましょう」というようなことが言えるのも年の功であろうか．

14 残された時間をどう過ごすか

インフォームド・コンセントは，残された時間をどう過ごすのかの自己決定権を尊重することでもある．抗がん剤治療も年々進歩し副作用軽減の手段も発達してきてはいるが，どれほどの苦痛があり，どれだけの延命効果があるかはっきり客観的事実を通知して選択の根拠としてもらわねばならない．現在では高額医療として一定限度以上は自己負担なく実施できるが，経済的負担についても情報提供する必要がある．

医師自身も現在実施している治療の医療費がいくらかかっているかは認識していなければならな

い．厚生労働省は 2010 年の国民生活基礎調査で，癌の生存率が向上するに従って働きながら治療を受けている癌患者数は，男性 14.4 万人，女性 18.1 万人，計 32.5 万人で，就労可能な年齢で癌になる人は毎年少なくとも 20 万人を超え，そのうち相当数が仕事を辞めていると考えられることを指摘している．

15 当事者にとっては，オール・オア・ナッシング

ここで常々思うことは，再発率何％，5 年生存率何％という統計的数字を示された場合患者さんはどのように受け止めるのであろうかということである．例えば，ある癌の 1 期と 5 期の 5 年生存率が 95％と 5％であったとしよう．初期のうちに見つけて手術をすれば 95％の人は 5 年生存可能であるが，進行がんの段階で見つかり他臓器への転移があれば 5 年生存率は 5％しかないという統計的事実である．しかし，当然のことながら，いくら 5 年生存の確率が高くても 5 年生きられない人がわずかながらあるし，ほとんどの人が 5 年生きられないなかでもこれを免れる幸運な人がある．当事者にとっては，5 年後に生きているかいないかのどちらかでしかないわけで，オール・オア・ナッシングである．

癌患者は手術後も再発の恐れにさいなまれるが，再発率が 5 割でも 2 割でも，患者として感じる不安に変わりはない．治療方針の決定に際して再発率や 5 年生存率として表現される数字は大きな意味を持つが，その他にも考慮すべき事項は多い．

一般に治療法を選択する際には，手術を含めて，ある程度賭けの要素がついてまわることは致し方ない．人にはいろいろな考え方があり，医師の常識的な考えであっても，患者さんの判断は尊重し受け入れなければならない．

日野原重明先生は 100 歳を超えてなおテレビに出演され，高齢社会のシンボル的存在であるが，人間ドックや欧米流のレジデント制度をいち早く聖路加国際病院に導入されてきたわが国の医療の

転換点におけるオピニオンリーダーであった．今でこそ定着してきた EBM (evidence based medicine) の概念を日本に紹介されたのも先生の業績のひとつである．その日野原先生がある座談会でこんなこともおっしゃっていた．医者になりたての頃ある腎不全の少女の「先生もう駄目です．母が来たら私の最後の様子を話してやってください」という訴えに対して，「いや，何を言っているんだ．まだまだ頑張らなければ」と反射的に言ってしまった．どうして「よく分った．必ず伝えるよと言ってやれなかったのか」と．それから数時間してその少女は亡くなったが，あの時の悲しそうな少女の顔が何十年もたった今でもふと頭によぎると．

現在では，原則として癌患者にもありのままを告知する風潮にある．ホスピスや終末医療に携わる医師はその葛藤に付き合い患者さんが自分の運命を受容する過程を見守ることになる．延命措置によりいたずらに期間を延ばすより残された時間をいかに過ごすかを考えることの方が大切な場合もある．

救命および社会復帰を目標とする急性期医療と異なり，死を受容し死を前提とした終末期医療における医師・患者関係は自ずと異なったものになる．相互の信頼関係の根底には暗黙のうちに死という究極状態が想定され，死をもって完結する契約関係が存在する．お互いがその認識に立った時にはじめて終末期医療における医師・患者関係は成立する．

「先生，もうそろそろですね．御世話になりました」という終末期の患者さんに対して，「そうだね，よくがんばったね．もう怖がることはないからね」というような会話をおだやかに交わすことが出来るようになれば終末期医療に携わる医者としては一人前ということになるのかも知れないが，やはり去りゆくものと残るもの，医師と患者という立場の微妙な違いは厳粛な事実として存在する．

1984 年にホスピスを設立し緩和ケアの普及に努めてこられた淀川キリスト教病院の柏木哲夫先生の「末期患者の苦痛は total pain としてとらえなければならない」という言葉は，身体的苦痛のみならず，精神的ならびに社会的苦痛，さらにスピリチュアルペインにも目を向けなければなら

MEMO　ホスピタリスト

全米のホスピタリストが集う学会である SHM (Society of Hospital Medicine) は，ホスピタリストを「専門職として，入院患者の総合内科管理をその主たる役割であるとする医師であり，その仕事範囲は，Hospital Medicine における患者管理，教育，リサーチ，そしてリーダーシップにわたる」と定義する．

Hospital Medicine は現在，「新しいサブスペシャリティー」と認識されており，全米で約 3 万人いるホスピタリストのうち 9 割は総合内科医である．全米の病院の 7 割がホスピタリストを雇用している（週刊医学界新聞 第 3137 号 医学書院 2015.8.10）．

日本の場合は，超高齢社会の到来により，Multi Problem を抱える高齢者に対して，臓器別専門科がマネージメントするのが難しくなってきている事情があり，病院総合医のキャリアとして，米国発祥のホスピタリストに関心が高まってきている．

心不全なら循環器内科，COPD なら呼吸器内科が診るという状況から，「内科」の大枠を設けて全ての内科疾患を診る総合内科部門を置くシステムに変えることは，それほど難しいことではないと思われる．先駆的な教育で知られる総合病院で，新内科専門医制度に対応するような初期・後期研修プログラムを導入する病院も現れてきている．病院の内科医に，内科全般の広く深い知識と経験が今以上に求められるようになると考えられるが，それに合わせて診療体制のみならず教育体制も見直しを迫られることになるであろう．

ないという緩和ケアの奥儀ともいうべき心境を述べておられると解することができる.

欧米では, 牧師が死の床に立ち「神の恵みあれ」と祈りを捧げてくれるが, わが国では僧侶がそのような場に立ち会う習慣がない. 本来は僧侶が終末医療に関わって欲しいと思うのであるが, 日本の僧侶は葬儀に立ち会うものと考えられているので, 終末期に病室を訪れることははばかられる. 死の床にあっては医師が半分宗教家の役割も担わされることもある.

(宮田　學)

MEMO　インフォームド・コンセントと医師の裁量権

1948年に世界人権宣言が, 1964年には第18回世界医師会で「ヘルシンキ宣言」が採択された. 1975年には, 東京で開催された世界医師会の第29回総会で, インフォームド・コンセントの詳細な指針が採択され, これが世界の医師に対する指針として広く尊重され今日に至っている.

インフォームド・コンセントの前提条件

インフォームド・コンセントを行う際に, 前もって患者に説明してはっきりと理解し納得してもらっておかねばならない諸条件は,

1, 患者の医師への質問の自由
2, 患者が同意した医療を実施した時の医療上の責任
3, 患者の同意拒否権
4, 医師を選ぶ患者の権利
5, 患者の診療拒否権
6, 患者の医療の選択権の制限

などが挙げられる.

医師が患者に説明しているときに解らないことがあれば質問することは患者の権利である. また, 患者には, 真実を知りたくなければ「知らされないでいる権利」もあれば, 「そっとしておいて欲しい権利」もある.

1981年にポルトガルのリスボンで開催された第35回世界医師会総会では, 「患者は, 尊厳のうちに死ぬ権利をもっている」という条項が盛り込まれた.

医師の裁量権

「患者は真実を知る権利があり, 医師には真実を告げる義務がある」というインフォームド・コンセントの基本的法理は重要である. しかし法廷においてこの法理を文字通りに解釈し原則論的に適用すると, 臨床現場における医療のもつ本質的な不確かさを無視して, その不確かさを補っている医師の裁量を認めないことになりかねない.

なぜ医師の裁量が働く余地があるかと言えば, 臨床の場で行われている診療は, ほとんどの場合, 医学という学問的理論の応用科学とはいえないからである.

とくに, 西欧流の医学は東洋医学と異なり研究方法は一般に分析的であり, 理論的に体系づけていく学問である. 原因不明で治療法のわからない病気は多く, 臨床現場における医療に限界があることは, 現場の医師はよく知っている.

患者ごとに働かせる医師の裁量なくして, どうして個々の患者本位の全人的医療ができようか. 今後ますます求められていく患者本位の全人的医療には「医師の裁量」は欠かせない.

(星野一正著　医療の倫理　岩波新書201　P77, 1991)

第 2 章

人間ドック

「人間ドック」という言葉の由来は，昭和8年，日本が急速に軍国主義に傾斜していく中で，当時の政権政党であった民政党の桜内幸雄氏らが東京大学の坂口内科に検査入院した際，政敵から重病・再起不能説を流されないために記者会見し，「入院の目的は治療にあらず．船舶がひと航海終えてドックに入り船体や機械の点検を行うがごとく，健康状態を点検することにある」と声明を発したことに始まる．

第2次世界大戦後，日本経済が復興の兆しを見せ始めた昭和29年，日野原重明先生らの発案により東京第一病院と聖路加病院に人間ドックが開設された．当時はまだ結核死亡も多く，肺結核の早期診断は国民の重大関心事であった．これに加えて，高額所得者層に増加しつつあった糖尿病の早期診断や，脳卒中の予防，胃潰瘍や胃がんの早期発見などを目的に1週間の入院検査が企画された．ようやく高血圧症が疾患として認知されるようになり減塩食指導が普及しはじめ薬物治療の対象と考えられはじめた頃である．検尿は，試験管に試薬を滴下して尿たんぱく，尿ウロビリノーゲンを白濁や赤色の発色の程度により定性的に検出し，尿糖はエーリッヒ試薬を加えて煮沸し褐色に変色することにより検出した．意欲的な開業医は尿沈渣を検鏡するため，診察室に顕微鏡を常備するのが一般的となった．血液生化学検査は，肝機能検査として GOT，GPT，腎機能検査として BUN が導入され，大学では医局員が自分で検査し，病院では個々の項目ごとに検査技師が担当した．

ちなみに当時の人間ドックの料金は，6日間の入院コースで 12,000 円であった．現在の貨幣価値からすると 100 万円以上である．

1　人間ドックの普及

昭和40年以降「人間ドック」は全国の病院に急速に広がり，検査項目も次第に充実されていった．胃透視の二重造影法はわが国で開発された診断法で，放射線科医や消化器内科医は早期胃がんの診断にしのぎを削り，その浸潤範囲の描出に名人芸とも言える画像を競い合った．

胃検診車が全国津々浦々を走りまわり，疑わしいものには胃カメラ検査が施行された．当時1970年代に急速に普及した上部消化管ファイバースコープを用いて精査が行われるようになり，飛躍的に早期胃がんが発見され，転移のない時期に手術が行われるようになり胃がんの死亡率は激減した．

胃がんの死亡率が半世紀で半減したのは人間ドックおよび検診車による巡回胃健診の普及によるところが大である．また，腹部超音波検査が実用化され鮮明な像が得られるようになり，1980年代より消化器内科や泌尿器科の標榜医は診察室に超音波装置を常備し聴診器代わりに用いるようになった．肝胆膵腎のスクリーニングにより，それまで困難であった早期の病変が多く発見されるようになった．腎臓がんは早期発見が極めて困難で，血尿で受診した時には手の施しようのないものが多かったが，早期手術により救命できるようになった．現在では，日本超音波医学会認定の検

査技師により肝，胆，膵，腎，脾，のスクリーニング検査が広く行われ，胆嚢ポリープ，脂肪肝，肝血管腫など良性の病変も多く診断される．

英国の EMI 社が開発した CT 検査は頭部から胸部，腹部の診断に絶大な威力を発揮するようになった．わが国では中小病院や診療所にまで CT が設置されるようになった．MRI が開発され，造影剤を用いることなく血管像や膵管像や胆管像も描出されるようになった．

多くの腫瘍マーカーが開発され，PET により隠れた癌病変も検出されるようになったため，現在では，癌も死に至る病いでなくなったと言われる．

肺がん，胃がん，子宮がん，腎臓がん，大腸がんなどは，早期に発見すれば転移のない時期に切除可能である．胃がんでは，粘膜内にとどまっている段階で内視鏡的に粘膜剥離による根治手術が可能なところまで治療は進歩した．腹腔鏡手術が広く行われるようになり，開腹することなく腹腔内臓器摘出手術が可能になった．

2 高齢者ドック，主婦ドックの必要性

人間ドックの目的は生活習慣病を早期に発見し治療することにより動脈硬化を予防することと，悪性腫瘍を早期に発見するという二つの側面を持っている．

勤労者は 1 年に 1 回の定期健康診断が義務づけられており，40 歳を過ぎると多くの企業が半額程度を補助して人間ドック受診を奨励している．しかし定年後のドック受診者は激減する．また家庭の主婦も健康診断や人間ドックを受ける機会が少ない．市民健診や自治体の胃がん健診，子宮がん検診，乳がん検診などは受診率が 20 ～ 30％と低率であるが，自営業や主婦の方は積極的に利用していただきたい．

人間ドック施設が乱立し，悩ドックまで含めたデラックスドックの普及に努めている施設が多いが，高齢者や主婦を対象とした必要最小限項目の簡便な低額ドックの導入も必要である．

3　Ninngenn Dokku

わが国では人間ドックが普及し，国際的にみてもこれほど多くの国民が自分の健康に関心をもち，定期的に健康チェックを受けている国は少ない．人間ドックに相当する英語がないので，そのまま国際語として通用しているほどである．ちなみに，国際人間ドック学会の正式名は "International Ninngenn Dokku Conference" である．

疾患の治療は早期発見，早期治療に勝るものはない．動脈硬化性疾患にしろ，悪性腫瘍にしろ，検査間隔は高齢になるに従って短くして自らの健康管理を心がける必要がある．

人間ドック受診者は一応健康人として，身体計測，検尿，採血，胸部レントゲン撮影，視力，眼底撮影，聴力，心電図，腹部超音波検査，上部消化管造影（あるいは内視鏡），呼吸機能検査という一連の検査が一律に行われる．異常所見を指摘されたら，放置することなく速やかに受診していただきたい．

1 | 身体計測

1　肥満と肥満症

人間ドックは身体計測から始まる．先ず，身長，体重の計測が行われ，肥満度，BMI（body mass index：体格指数）が表示される．従来，日本人の標準体重は，京都大学老年医学講座桂英輔初代教授により提唱された Broca の変法（桂変法）が用いられてきた．

すなわち，標準体重は，（身長 − 100）× 0.9 で計算され，その± 10％を許容範囲とする考え方である．非常に簡便で，一般的には，身長から 100 を引いた以上に体重があれば少し肥りぎみということになる．しかし，低身長の人には適合しないという難点があり，身長 150 cm 前後の小柄な人ではむしろ身長から 100 を引いた値を標準体重と考えた方がよい．

現在では，BMI による肥満の判定が一般的である．身長をメートル表示した値を 2 乗して 22

を乗じた値を標準体重とする方法である.

体格指数（BMI）＝体重（kg）÷（m 表示身長）の 2 乗

両者は身長 170 cm 前後の背の高い人では非常によく一致する. 身長 170 cm の人の標準体重は, 桂変法では（170 − 100）× 0.9 = 63.0 kg, BMI では（1.7 × 1.7)^2 × 22 = 63.58 kg であり両法で大差ない. BMI では, 指数 22 を標準とし, 18 〜 25 を許容範囲, 18 未満はやせぎみ, 25 〜 30 は肥りぎみ, 30 以上は肥りすぎ（高度肥満）とされる.

日本における肥満の概念は欧米とは著しく異なる. 日本の肥満の判定基準は, BMI で 25 以上であるのに対して, 欧米では BMI が 30 以上を肥満と判定する.

WHO（世界保健機関）の基準では BMI が 30 以上で肥満であり, BMI が 25 以上 30 未満は過体重（preobesity）と判定される. 米国では BMI が 30 以上の肥満は, 1960 年代には男性で約 10％, 女性で約 15％であったが, 2005 年には男女とも 30％を超え, BMI が 40 以上の人が 4.8％に達した. 日本人の平均 BMI も上昇の一途をたどり, BMI が 25 以上の肥満者は 1970 年代に男性で約 17％であったものが, 2000 年代には約 28％にまで増加している.

肥満症とは, 肥満に起因ないし関連する健康障害を合併するか, その合併が予測される場合で医学的に減量を必要とする病態を言い, 肥満症診断基準検討委員会の診断基準では, 肥満症を疾患単位として取扱うと定義されている（肥満研究 6： 18, 2000）.

2　減量指導

高度の肥満は, 高血圧, 高脂血症, 脂肪肝, 高尿酸血症, 耐糖能異常をもたらし, 動脈硬化を促進する. 肥満体質は多分に遺伝的要因の影響を受ける. 脂肪細胞の数が少ない筋肉質の人は逆になかなか肥れない. 体重を減らすことが最終目的ではないが, 高度の肥満では体重が 5％減れば血液検査の異常値の多くは改善傾向を示す.

BMI が 30 を超えるような高度の肥満を放置すると動脈硬化に起因する脳梗塞, 心筋梗塞などの血管合併症のリスクが増大する. 体重増加の原因は運動不足と過食であるが, 過食の要因の方がはるかに大きい.

減量指導の手始めは頻回の体重測定とそれを記録するところから始まる. 最近の減量指導では, 1 日 4 回の体重測定を推奨している. 検診センター勤務の 5 年間に 100 kg を超える肥満者には厳しく減量指導を行ったが, 無理なく減量できるペースは 1 か月 1 kg である. 1 kg 程度の変動は 1 日のうちでもみられ 1 か月に 1 kg の減量は非常にわかりにくいが, 前日の体重を超えないように過食を戒めれば 3 か月で 3 kg, 1 年で 10 kg の減量は可能である. 毎年 10 人前後の人が実際に 1 年で 10 kg の減量に成功した. 当事者たちはずいぶん体が軽くなって動きやすくなったと言い, 血液検査の結果も肝機能, コレステロールなど多くの項目が著明に改善あるいは正常化した.

3　アディポネクチン

脂肪組織は, アディポサイトカインを分泌する巨大な内分泌臓器である. アディポネクチンは脂肪細胞から分泌され血中に 5 〜 30 μg/dL 存在する. 抗動脈硬化作用, 抗炎症作用を有し, 脂肪細胞由来でありながら, 肥満, とくに内臓脂肪蓄積型で血中濃度が低下する. この脂肪細胞由来の蛋白に強い関心が集まり「アディポネクチン」と名付け研究がすすめられた. アディポネクチンは通常のホルモンやサイトカインよりはるかに高濃度でヒト血中に存在し, 肥満以外にも冠動脈疾患や 2 型糖尿病などの疾患で血中濃度が低下する. さらに血管平滑筋細胞の増殖, マクロファージの腫瘍壊死因子（TNF）やスカベンジャー受容体発現などを抑制する作用を持つことが明らかになった.

アディポネクチンの発見により, 内臓脂肪症候群のメカニズムや内臓脂肪を減少させる意義および動脈硬化や炎症のメカニズムの解明に貢献することが明確になった.

2 | 人間ドックの診察

　身体診察（physical examination）は，医療行為の基本である．外来診療のみならず人間ドックでも同様である．最近のお医者さんはパソコンの画面ばかり見て顔も見てくれないという声をよく聞くが，初診時にはしっかり患者さんの眼を見て問診を行いたい．

1　視診，聴診，触診，打診

　まず上半身裸で聴診器を当てる．胸部前面および背部に聴診器を数回あてるだけで不整脈の有無，心雑音の有無，呼吸音の異常などの情報が得られる．捻髪音や湿性ラ音，肺気腫を疑わせる呼吸音の減弱などにも注意する．肺結核の多かった時代には，柔らかい打診で空洞の有無を診断する名人芸があったと聞く．検査機器の発達した現在では聴打診の意義が薄れてきたのは確かであるが，短時間で多くの情報が得られる手段としておろそかにできない．心雑音にしても疾病構造が変わり弁膜症が稀な疾患になってしまった現在，微妙な拡張期雑音の違いを聴取する技術は継承されなくなった．

　視診もおろそかにできない．胸部の聴診をしながら同時に皮疹の有無，手術痕の有無，その他一見して得られる情報も短時間で収集できる．胸骨の手術痕は開胸手術の既往を示し，原因疾患に対する問診を補充することができる．

　人間ドックで腹部の触診を行っている施設はそれほど多くない．肝腫大の有無や硬度，肝縁が鋭か鈍かくらいは触診で確かめておきたい．腹部触診により巨大な脾腫や子宮筋腫が見つかったりする．遊走腎を触知するか否かも診断の一助となる．

　何の検査機器もない僻地や往診先で，自分の眼と耳と手でどこまで情報を集めることができるか．日常の視診や聴打診は，そのような場面での診察の訓練でもある．

3 | 胸部レントゲン，胸部CT

　診断に適した胸部X線写真は，観察可能な濃度の肺野が画面全体に写るような条件で撮影されていることが必要である．高圧（120 KVP）あるいは準高圧（110 KVP）で撮影された正面像では，心臓や横隔膜に重なる肺野の血管陰影が観察可能で異常所見の診断が容易である．X線量が不足した単純像では，一見骨がきれいに見えるが肺野の異常陰影の診断には不適である．表面線量は高圧撮影の方が少なく被曝量も少ない．

　胸部X線の診断においては，先ずCTRを計測して心肥大の有無をチェックする．次に肺門陰影の増強の有無，陳旧性胸膜炎による胸膜癒着あるいは胸膜肥厚の有無，横隔膜拳上の有無，肋骨骨折あるいは鎖骨骨折の有無，胸椎異常の有無を確かめ，縦隔陰影の増強，甲状腺陰影の拡大の有無など，肺野以外の異常にざっと目を通した後，肺野の観察に移る．

　肺野では先ず，気胸や肺のう胞（ブラ），無気肺の有無，肺野の左右差，びまん性異常陰影の有無をチェックし，限局性陰影の確認に移る．肺尖部に陳旧性病変はないか，石灰化像はないか，その他に気になる陰影はないか，肺野全体に目配りする．境界鮮明な像はむしろ陳旧性のものが多いが，淡い不鮮明な陰影は要注意である．とくに気管支や血管の走行と離れた部位の淡い病変は精査が必要である．

　健診医は放射線科や呼吸器科の専門医ではないので，疑がわしいものは迷わずCT検査を行えばよい．人間ドック施設では胸部X線の一次読影は検診医が行い放射線科あるいは呼吸器科の専門医がチェックする方式が望ましい．

　最近はフィルムレスのデータ処理が多く，1分で6～10枚の読影をこなす必要があり，1枚の読影に費やす時間は6～10秒ということになる．原則として専門医によるダブルチェックが必要であるが，専門医の数が足りないのが現状で，健診医の責任は重くなる．

　胸部CTは，主に縦隔や心臓，血管などの軟部組織を描出する条件と，肺実質を観察するに適し

た肺野条件があり，目的によって使い分ける必要がある．胸部X線写真で微細病変を拾い上げることは非常に困難であるので，検診車での巡回健診を除いて，施設健診や人間ドックでは胸部X線撮影で異常が疑われれば直ちにCT検査を行う体制を取ることが望ましい．CT検査や胃透視での被曝量は最近の装置は格段に被曝量が少なくなっている．

ビルの解体作業に携わったことのある人のアスベスト肺罹患率は極めて高い．健診により胸膜プラークの証明された人には定期的に胸部CTで経過を追うことが義務づけられている．指定機関の健診医は胸膜プラークの診断にも習熟しなければならない．

4 心電図

人間ドックにおける心電図の判定は，正常，放置可，要経過観察，要治療，など受診者に対する指導を念頭に分類される．自動分析における心電図診断は見逃しを防ぐために概して過剰診断となり，医師の確認を要すというコメントがついている．受診者の心理としては，診断名が記載してあるとその所見の軽重が解らないので非常に気になるものである．

心電図所見は，①不整脈，②伝導障害，③虚血性変化，④その他，に大別されるが，直ちに専門医を受診して精査を要するもの，定期的にフォローを要するもの以外は，正常あるいは放置可と判定することが望ましい．

1 不整脈

近年，不整脈外来を開設している病院が増えてきたが，確実に治療できる不整脈は，ペースメーカー植え込みの対象となる徐脈と，カテーテルアブレイションの適応となる頻脈である．洞不全症候群と房室ブロックはペーシング治療可能な徐脈の代表でありWPW（Wolf-Parkinson-White症候群）はカテーテルアブレイションによる短絡伝導回路焼灼の対象となる頻脈の代表疾患である．人間ドックでこれらの疾患が疑われた場合には，

不整脈外来に紹介して，必ず受診するよう強く勧めなければならない．

期外収縮は，日常最もよくみられる不整脈である．P波の指令に先行して勝手に心収縮が起こった状態で上室性および心室性期外収縮に分けられる．散発性のものは放置可であるが，頻発するものは抗不整脈薬治療が必要である．連続してみられるショートランは精査を要する．

心房細動（atrial fibrillation：AF）は，発症時には一過性で始まるがやがて持続性となり固定する．血栓を生じ，心原性脳塞栓の原因となるため抗凝固療法の対象となる．

2 伝導障害

伝導障害の代表は脚ブロックである．脚ブロックとは右脚あるいは左脚の伝導性の障害によりQRS幅の延長がみられる．QRS幅が0.12秒以上であれば，完全右脚または左脚ブロックとよぶ．分枝ブロックとは，左脚の分枝である前枝あるいは後枝の伝導が途絶した状態であるが，QRS幅は正常である．完全右脚ブロックと左脚前枝ブロックは健常者でもみられ，放置して差支えない．

3 虚血性心疾患

急性心筋梗塞の発症機序として，不安定プラークの破綻による冠動脈の急性閉塞が考えられ急性冠症候群（acute coronary syndrome：ACS）なる概念が提唱された．ST上昇型急性心筋梗塞と非ST上昇型急性冠症候群の二つに大別される．貫壁性虚血が生じた部位に面した誘導でSTは上昇するので，ST上昇を認める誘導から梗塞部位が推定できる．

無症候性でも，心電図でST上昇を認めるもの，著明なST低下を認める者は，早急に循環器内科を受診するように勧めなければならない．狭心痛を伴うものは救急搬送を考えなければならない．

4 心エコー検査

心エコー検査は循環器診療には欠かせない検査法であるが，人間ドックは異常の有無のスクリーニングが目的であり，検査項目は必要最小限に留

めるべきである．心エコーの必要なものは，病院に紹介し検査を依頼すればよい．

5 腹部超音波検査

　腹部超音波検査は，消化器内科外来では聴診器代わりに行われる．3種類の探触子を備えておけば，すべての疾患に対応できる．臓器の大きさや形態異常，臓器内部の占拠性病変や腫瘍病変の有無，胸腹水，リンパ節腫大の有無，大動脈や下大静脈などの血管の走行異常および動脈硬化などである．また，外科治療，化学療法，放射線治療などの効果判定や，穿刺ルートの決定などにも有用である．

　腹部超音波検査では，肝のう胞，胆のうポリープなどの良性病変がしばしば見つかる．肝のう胞の多くは先天性である．腎のう胞を伴う多発性肝のう胞は定期的なフォローアップが必要である．胆のうポリープは，初めて指摘されて4〜5年は，1年に一度検査を受け経過を追う必要がある．直径5mm以下のものは問題ないが，増大して5mm以上になるものは悪性化が否定できない．10mm以上になれば切除を考慮すべきである．

　肝腎コントラストは，右腎と肝のエコーレベルを比較するもので，脂肪肝では肝のエコーレベルが高くなる．まだら脂肪肝と肝の腫瘤性病変の鑑別がつき難いときや，精査を要する病変が疑われた時には，先ず腹部単純CTを撮影し，場合によっては造影CT検査を行う必要がある．

6 呼吸機能検査

1 スパイロメトリー（肺活量，1秒量，1秒率）

　スパイロメーターを用いて肺容積の変化を記録することにより，肺活量（vital capacity：VC），1秒量（forced expiratory volume：FEV1）などの換気能力を測定するのが，呼吸機能検査である．VC低下は肺および胸郭の弾性収縮量や呼吸筋力，気道抵抗などに影響される．

　肺線維症のように肺が硬くなる病態（拘束性換気障害）では，VCが低下する．COPDや気管支喘息発作期では1秒率が低下する（閉塞性換気障害）．

　FEV1が70％未満は閉塞性換気障害，VCが80％未満は拘束性換気障害，EFV1＜80％かつVC＜80％は混合性換気障害あるいは重度の閉塞性換気障害と診断される．

2 残気率と肺拡散能

　残気率は残気量と全肺気量の比で表される．性別，年齢などによって異なるが，60歳までは35％以下，60歳以上では35〜40％以下が正常と考えてよい．残気率の増加は肺の過膨張を意味し気管支喘息やCOPDでみられる重要な所見である．

（宮田　學）

MEMO Brugada 症候群

　Brugada症候群は，心電図で右脚ブロック様波形とV1〜V3誘導における特徴的な凸（coved）型またはsaddle-back型のST上昇を認め，主として夜間に心室細動（VF）を起こして突然死する疾患である（Brugada P, et al：J Am Coll Cardiol 20, 1391, 1992）．

　人間ドックや健診で見つかることが多い．本症候群は東南アジアにおける夜間突然死症候群，あるいは日本における"ぽっくり病"の主たる原因疾患と考えられている．男性に多く，その有病率は0.01％前後と推定されている．本症候群は，失神やVFなどの症状を伴う有症状群と，心電図異常のみで症状のない無症状群に分けられる．有症状群の予後は概ね不良であり，無症状群の予後は比較的良好である．

第 **3** 章
総合内科診療の実際

総合内科とは何か．総合内科のアイデンティティーを明確にしたいというのが本書を企画した動機であるが，草津総合病院でも総合内科の役割は必ずしもはっきりしていない．

総合内科は，本来，消化器内科，循環器内科などほとんどの専門内科が揃っている500床以上の病院において，どの専門内科で診てもらったらよいのか解りにくい症例や多疾患を併存する高齢者を診療することを目的に設置された診療科である．

総合内科医自身も，それぞれ自分のサブスペシャリティーを持ち，各医学会の認定医あるいは専門医資格を保持している．さらに，老年医学会，健診医学会，癌治療学会など広域分野の医学界の評議員経験者も多い．内科のみならず他の診療科の動向にも精通し，総合判断のできる医師が望ましい．総合内科医は，地区医師会とのパイプ役となり，院内調整能力をもち，「縁の下の力持ち」として病院の足らざるところを補い，病院の進むべき方向性を考慮して診療にあたる医師を求めている．総合内科の診療は，横断的総合診療と縦断的総合診療の両面の機能を持つと言える．総合内科診療のレベルアップをはかるには何が必要であるか考えてみたい．

1 横断的総合内科診療 ——振り分け外来

総合内科外来の機能のうちで先ず一番に挙げられるのが，初診の患者さんをどこで診てもらったらよいのかを判断する振り分け外来機能である．受付の事務職員がどこでみてもらったらよいのか判断に迷うような症例は，新患として総合内科に回ってくる．外来看護師があらかじめ問診して記入した問診票を参考に他科依頼すべきものは，あらかじめスクリーニングとして必要と思われる血液検査を行ってから対診票（紹介状）を送付すると時間の節約になる．

総合内科で治療可能なものは検尿，採血を行った後，疑わしい疾患に対する検査計画を立てる．胸腹部レントゲン，心電図，腹部エコー，心エコー，CT検査などの結果を見て他科依頼した方がよいものは診察予約をする．緊急性の高いものは当日診察できるよう手配する．

緊急性の少ないものは，予約検査の空いている日時を検索して可能な日時に予約し，上部消化管内視鏡や造影CT検査などでは，検査の必要性や副作用の説明をして承諾書に署名してもらい，当日記入して持参してもらうよう問診票を渡す．下部消化管内視鏡（大腸ファイバー）は，担当医が診て必要な症例にのみ実施するため，消化器内科外来を受診して決めてもらわないと他の外来からは予約できないことになっている．

高齢者の感染症は，呼吸器感染，尿路感染，胆道感染が大半を占めるが，呼吸器内科では原則として誤嚥性肺炎をはじめ呼吸器感染は取り扱わないことになっている．入院治療が必要なものは自分が主治医として受け持つか，他の医師に主治医を依頼しなければならない．

2 横断的総合内科診療 ——生活習慣病外来

　人間ドックや健康診断で異常所見を指摘され，紹介状を持参して来院した新患は総合内科外来で診ることになる．併設の健診センターでは，病院の検査予約ができる体制をとることが望ましいが，独立組織として運営されているため紹介状をもって改めて受診することになる．

　健診センター長は病院の総合内科を併任し，生活習慣病外来を担当する体制をとるべきである．健診の血液検査は基準値をはずれるものは自動的にH（高値），L（低値）で表示される．紹介状を持参して来院する新患のなかには，他施設の健診機関や企業あるいは大学の健康管理医からの紹介も少なくないが，同じ病院の健診センターを受診しながら，日を改めて来院いただくのは申し訳ない気がする．

　また，受診基準にしても，自動診断を鵜呑みにして，例えば，低尿酸血症や軽度の高脂血症，肝機能障害，腎機能障害など1年後の健診まで経過観察でよいものを，就業，就学の可否の判定を求めて紹介してくる健診医，健康管理医があるが，その判定の責任を他の医療機関に押し付けるようでは健診医，健康管理医の資格はない．

　心電図の自動診断は，見逃しを防ぐために軽微な所見も異常所見として拾い上げ，医師の確認を要求している．受診者にとっては，軽微な所見でも非常に気になるものである．人間ドック学会などの判定基準を参考にして，軽微な所見は明確に「放置可」と判定すべきである．

　一般に健診結果は，①要治療，②要精査，③要経過観察，④放置可，⑤異常なし，と判定し，「1か月以内に受診」，「3か月以内に再検」，「1年後健診」などと指示すべきであろう．逆に，「要精査」，「要治療」と判定された人間ドックや健康診断の受検者に対しては，医療機関受診の有無を把握し，その結果を確認する必要がある．医療機関では健診施設からの紹介に対しては，精査結果と治療方針を責任をもって回答しなければならない．

3 救急的総合内科診療

　各専門内科外来では，フォロー中の疾患以外の風邪，腹痛，発熱などの事態については原則として診察しない．外来における救急的医療は総合内科の守備範囲である．とくに発熱に関しては迅速に対応する必要がある．近隣の診療所や介護施設からの紹介で受診する発熱患者も少なくない．高齢者では聴診所見が軽微でも肺炎を否定できない．湿性ラ音を聴取しなくても背部の捻髪音には注意し，胸部X線写真を撮影しておくことが必要である．

　インフルエンザ流行時には，外来受診者にマスク着用を促し，発熱患者にはインフルエンザ抗原の検査を行ってから診察する．陰性者であっても，発熱後24時間以内の場合はインフルエンザを想定して自宅安静を指示すると同時に翌日再検するよう促す．

　若年者では伝染性単核症を念頭に置いた上で頚部リンパ節の腫張に注意し，EBウイルス，サイトメガロウイルスの検査を行う．

　尿路感染症も上行感染により腎盂腎炎をきたす．

　このような新患が予約診療の合間に入ってくるので予約枠は余裕をもって30分に3～5人くらいに制限する必要がある．

　発熱が続くと敗血症をきたし易い．入院させるかどうかは，採血結果を見てから決定することになるが，高齢者では，病床の都合がつけば入院にて経過観察することが望ましい．

　日進月歩の医療の進歩はめざましく，分野によっては5年前の知識が時代遅れになり通用しなくなることもある．総合内科医は絶えず最新の医療について，医師会あるいは各医学会の生涯教育などを利用して絶えず新知識の学習に努めなければならない．

　糖尿病は国民病の様相を呈し糖尿病専門医だけでは対応できない．DPP4阻害薬及び持効性インスリンの開発で在宅インスリン治療も専門医でなくとも可能になった．日本糖尿病学会は高齢者の治療目標を患者さんの状況に応じて設定することを推奨している．糖尿病専門医が700万人の糖

尿病すべてを管理できるわけはなく，開業医を含めて一般内科医が積極的に糖尿病治療に関わらなければわが国の糖尿病治療は不可能である．

尿中への糖の排泄を促すという発想の転換による革命とも言うべき糖尿病治療薬が開発され，今後普及してくるものと考えられる．

4 「かかりつけ医」キャンペーン

治療方針が決まり病状が落ち着いた患者さんは，出来るだけ開業の先生に逆紹介して「かかりつけ医」として診ていただくようにお願いする．

毎日のように病院に来て複数科を受診し，それぞれの科でクスリを処方してもらって膨大な量の薬を服用している患者さんがあるが，高齢者では必要最小限の投薬で経過観察することが望ましい．症状や検査の異常に個々に対応して投薬していたらクスリは増えるばかりである．なかには，薬をすべて中止したところ食欲が出て体調がよくなったと言うことさえある．

このような患者さんには，総合内科医がコントロールタワーになってクスリを整理し，必要なものだけ処方すればよい．

むしろ地域の開業医が「かかりつけ医」としてこの役目を担って欲しいと思うのであるが，近医に紹介しようと思っても，なかには病院志向の強い患者さんもあって病院の総合内科で診ざるを得ないケースもある．

日本人のくすり好きもあって，現在飲んでいるクスリを減らすのは並大抵のことではない．

5 残薬の確認

医師は自分の処方したクスリはきちんと服用してもらっていると考えがちであるが，結構飲み忘れ，飲み残しがある．クスリはどれくらい残っているかを尋ねると，半分くらい残っていることも珍しくない．これは，総合内科に限ったことではなく，全ての外来担当医に実行していただきたいことであるが，余ったクスリがどれくらいあるかを患者さんに尋ねて欲しい．

患者さんはこちらから残ったクスリを聞いてやらないと，指示どおりクスリを飲んでいないのを叱られると思うのか自分から言い出せなくてそのままもらって帰るようである．

高脂血症，高尿酸血症などではどうもクスリの効きが悪いと思ったら半分以上飲み残していたということも稀ではない．糖尿病ではとくに毎日きちんとクスリを飲んでいるかどうか確かめておく必要がある．糖尿病の治療は，第1に薬を指示どおりに服用すること，第2が食事療法，第3が運動療法である．いくら運動療法に励んでもクスリを指示通りに服用していなければ治療効果は期待できない．

6 クスリの作用と効果の予測をはっきり告知する

最近は患者さんも病状を詳しく聞きたがるが，当然解っているだろうと思われる常識的なことまでもしっかり説明しておかねばならない．

とくにどのような経過をたどるかについて説明することは患者さんに安心感を与える．病院の外来は忙しいが，その時点での診断根拠と経過の予測を患者さんにわかりやすい言葉で説明し，不測の事態が生じたら夜間でも救急外来を受診するよう話しておくことが大切である．

伝染性単核症はウイルス性疾患なので抗生物質は無効で，発熱とリンパ節の腫脹・疼痛が続く間は鎮痛解熱薬を服用してウイルスの増殖が収まるのを待つしかない．2～3日すると熱も下がり楽になってくるが，場合によっては4～5日から1週間高熱が続くこともあることを説明しておけば少々辛くても我慢ができる．

7 前医の医療を批判しない

鬼の首をとったように「こんなになるまで何で放っておいた」とあたかも前医がやぶ医者と言わんばかりにとくとくと喋る医者がいるが，臨床医としては下の下である．自分が偉いと言いたいのかも知れないが，患者に医者不振を吹き込んでい

るようなものである.

症状は,後で診るほどはっきりしてくるので,どうしてこれが診断できないのかと言うようなことは言うべきではない. 他の場面では,自分の誤診や気づかなかったことを, 他の先生が黙ってフォローしてくれているかも知れないのである.

8 診察補助員の活用

3 時間待って 3 分間診療などと言われるように, 病院はどこでも患者さんであふれかえっている. 本当に病院で診なければならない患者さんであるのかどうか, 慢性の患者さんは近くの診療所に紹介して検査結果や治療方針を情報提供するというのが本来の病診連携である.

都会の大病院では予約診療が徹底していて, 紹介患者を中心にした医療が定着しているところもあるが, 多くの病院ではそこまで機能分化が出来ていない.

紹介患者のなかには, じっくり時間をかけて診なければならない症例が少なくない. 初診の患者さんには原則として胸部, 腹部の打聴診, 触診を行い, 血液検査, X 線検査など基本的な検査の結果は患者さんに十分説明する必要がある. 「風邪ですね. クスリを出しておきましょう」では診察になっていない. 説明の内容もカルテに記載しておくことが必要である.

「最近の医者はパソコンばかり見て患者の顔も見てくれない」と言われるが, 医局支援室を充実させ, 電子カルテに入力してくれる診察補助員を配置することにより外来診療に余裕ができる. 医学用語や病名などにも精通し, 問診, 診察所見の記録から検査予約や診察予約, 各種証明書や診療情報提供書, 紹介医への返事なども手際よく下書きを作成してくれる診察補助員は重宝がられる. 電子カルテ入力というような仕事まで医者にやらせるから本来の仕事がおろそかになる. 少なくとも患者さんの目を見て話を聞くというのは診察の基本である.

9 視・触診, 聴・打診の重視

検査機器の発達により視触診, 聴打診というような基本的診察がおろそかにされているのは確かであるが, 主訴とかけはなれた異常所見が診断の決め手になることもある. 高血圧の患者さんでも, ときにはおなかを触っておくことも必要である. 「何年も診ていて腹部の触診など一度もしていなかったが, ちょっと触っておけばわかったものを」と, 手遅れの胃がんが発見されて悔やんでおられた先輩医師の嘆きは他人事ではない. 貧血で倒れるまで小児頭大の子宮筋腫が見つからなかったというような事態も腹部触診を怠ったためにおこる. 研修医には, 肝臓の触診などはきちんと教えなければならない. 腹部正中の 4 横指の肝腫大も手を取って教えても若い医師にはなかなか解らない. 肝の濁音と腸の鼓音の差を打診で示してはじめて巨大な肝腫大があることを納得してもらえるというありさまである. 脾腫は血液疾患や肝硬変でもみられ大きな診断の決め手になる所見である. 診察時に触診で脾腫が認められれば, 以後の検査の優先順位はおのずと変わってくる.

詳細な問診を行う前にというか, 問診をしながら胸部聴診で呼吸音の異常や心雑音の有無を確かめ, 不整脈のチェックをする, 次いでベッドに横になってもらって腹部の触診を行うという診察の流れのなかで所見をみながら問診を補充して行くという診察の基本はいつまでも維持するよう努めたい. 特に初診時には視診, 触診, 聴診, 打診をおろそかにしてはならない.

10 心療内科的総合内科診療——メンタルヘルスケア外来

患者さんの表情や態度が診断の決め手になる疾患も少なくない. 例えば, 沈んだ表情, おどおどした自身のなさそうな態度, 張りのない話し方などをみれば, うつ病ではないかと疑ってみる. 「死んでしまいたいと思うようなことはありませんか」とさりげなく聞くと, ぽろぽろと涙をこぼしたりする. このような人は切羽詰まって助けを求

めて来院しているのでしっかり受け止めてあげなければならない．決して死んでしまいたいわけではなく，苦しい状況から何とか逃れたいのである．入院させてもらえれば楽になると，最後の駆け込み寺のような気持ちで受診したのに，通り一遍の血液検査で「何の異常もありません」と突きはなされると万策尽きて病院の屋上から飛び降りたりすることになりかねない．

現代の社会状況を反映して非正規雇用が多くなり，若者の安定した職場環境が整っていない社会においては，うつ病をはじめ心療内科的な疾患が内科外来を訪れる頻度は高い．症状は心悸亢進，呼吸困難，腹痛など，ありとあらゆる訴えがあり多彩である．過呼吸症候群，過敏性腸症候群，パニック障害，神経性食思不振症など，身体疾患と見えながらその根底にストレスや心理的要因があり，精神科的治療を要するものもしばしば内科を受診する．職場のいじめや，なかにはストーカーにつきまとわれてうつ状態に陥ったような症例までも総合内科を受診してくる．

身体症状が前面にでたうつ病は，本人もその認識がなく症状がマスクされているという意味で仮面うつ病（masked depression）といわれる．内科医は専門医も含めてこのようなうつ病が身体症状を訴えて受診してくることを常に念頭に置いておかねばならない．身体疾患でないことに気づいたら心療内科あるいは精神科を受診させることが必要である．若者の場合，親にも言えず一人で悩んで受診することも少なくないが，保護者と連絡をとって迎えに来てもらい，早期に精神科を受診させるよう伝えなければならない．

単極性のうつ状態は誰でもかかり得る現代病であり，いわば身体が悲鳴をあげている状態である．うつ病は基本的には跡形なく治る病気であり，早期休養が必要である．セロトニン系神経伝達物質の枯渇状態と考えられ，インスリン分泌不全である糖尿病などと同じように身体疾患として捉えることができる．近い将来，血糖と同じように血中の神経伝達物質濃度が測定できるようになればその値によって抗うつ薬の投薬量を調節できるようになるであろう．三環系，四環系抗うつ薬は口渇

その他の副作用も多かったが，近年多用される選択的セロトニン再取り込み阻害薬（SSRI）は，受容体をブロックしてセロトニンの作用を持続させる生理的で副作用の少ない抗うつ薬である．内科医が安易に使いすぎると批判が出ているようであるが，他の抗不安薬も併用して患者さんがクスリの使い方に習熟し，自分で症状をコントロールできるように教育することが必要である．うつ病の患者さんを診たら，先ず最初に，うつ病は必ずよくなる病気であること，決して早まったことを考えないこと，はっきりその意志がなくても発作的についふらふらと飛び込んだりするので，電車は前の方で待たないこと，高いところに上らないことなど自殺予防の指示を明確に具体的に言葉にして注意しておかねばならない．

かつて産業医として職場の上司に早期休養を指示してもほとんどの場合「なまけ病」としか捉えられておらず管理者を説得するのが大変であった．やっと上司を説得して入院させて病状が安定してきた場合，いつから出勤させるかがまた難しい．精神科の主治医の意見書に基づき復職の準備を進め，外部精神科医および職場の健康管理医，人事担当者より構成される復職審査委員会（のちに就業支援委員会と改称）に諮って復職の裁定を下すが，就業1か月以内に再発し再び休職を余儀なくされる場合も少なくなかった．「なまけ病」であると言って病休措置を認めたがらなかった職場の管理職は，復職時には今度は「完全に治ってから復職させてほしい」と職場復帰に抵抗を示す．精神疾患はリハビリの意味を含めて7割がた回復すれば少しずつ慣らしていくことが必要であるが，再発しないように周囲は注意深く見守ってやらねばならない．休職者を排除した形で職場が何とかまわっている時期に敢えて火中の栗を拾うことはないという本音が垣間見られ，部下の社会復帰に向けて真剣にとりくんでくれる上司は少ない．

わが国でも米国でも，職場における精神疾患は約3％にみられる．100人の職場であれば3人の精神疾患があると考えなければならない．そのうちの1％は病休あるいは休職中，1％は通院加療中，残りの1％は経過観察中という比率である

が，現在のストレス社会ではその予備群は10倍あると考えられる．米国では，精神科クリニックや精神分析の生涯受診率は50％を超えるといわれる．国民の半数以上が一度は精神科を受診したことがあるということになる．わが国でも同様の傾向にある．長期にわたり管理が必要な患者さんが多く，メンタルヘルスケアの必要性は益々高くなる．

統合失調症も向精神薬の発達により軽症化し人格崩壊に至るものは少なくなった．職場に適応して働いている人も多く，融通は利かないが従順である．急性期には幻聴がみられ，入院治療が必要な場合も少なくない．新聞紙上を賑わす凶悪犯罪などはむしろ例外と思われるケースが多いが，未然に防ぐことができるものもあると思われる．

11 観察のみで診断のつく病気

診察は，患者さんがドアを開けて椅子に腰かけるまでの動作や表情を観察することから始まる．このわずか10秒の観察のみで診断がつく病気もある．神経内科の試験問題で「パーキンソン病の所見を10個挙げよ」というのがある．前かがみで何となく元気がなく，歩幅小さく小刻み歩行である．すくみ足で最初の一歩がでにくく，時に突進現象がみられる．表情が硬く笑顔が少ない．顔面はてかてかして脂漏性である．手の指先が小きざみに震え，母指と示指は無意識に丸薬丸め運動を認めるが意識して止めようとすれば止めることが可能などである．診察所見として振戦（tremor）と固縮（rigidity）が確認できればパーキンソン病と診断される．固縮がはっきりしない時には片方の手を挙上させてぐるぐる円を描くような運動をさせながら反対側の肘関節，手関節の固縮を調べる誘発試験を行うと早期診断に有用である．パーキンソン病にはL-DOPA製剤が有効であるが，投与量が多くなると「ON-OFF現象」がみられるようになる．振戦のみで固縮のみられないものはパーキンソン病ではなく本態性振戦でアルファ遮断薬が有効である．

パーキンソン病は左右どちらか一側の上肢から始まり，進行すると両側性になる．次第に動作緩慢になりADLが低下する．病期は「Yahr分類」で5段階に評価されるが，最終的には寝きり状態に陥る．難病に指定されているので市町村の福祉課で申請用紙をもらい申請すると医療費が免除される．疫学調査の結果では，パーキンソン病の有病率は人口10万人に対して60〜70人である．

ハンチントン舞踏病，小脳失調症なども一見するだけで診断が可能である．進行性核上麻痺，OPCA（olivo-ponto cellebelar atrophy），Shy-Drager症候群なども神経内科専門医が診れば初診の30秒間でおおよその診断が可能である．

筋委縮性側索硬化症（ALS），OPCAなどの変性性神経疾患の疑われる症例も総合内科を受診することがあり，疑わしいものは速やかに神経内科へ紹介すべきである．

12 軽微な兆候を見逃さない

不定愁訴のようなとりとめのない症状が重大な疾患のヒントになることがある．脳血管障害が疑わしいが片麻痺がはっきりしない場合には，「バレー徴候」を診る．両手をまっすぐ前に挙げて水平位を保たせると麻痺側が少しずつ下がってくる．一方の麻痺が疑われたら患者さんに両手を握ってもらう．どちらかの握力が弱そうであれば握力を測定する．口を堅くつむらせこじ開けようとすると麻痺側のしまりが悪く左右差がみられる．鼻唇溝が麻痺側で浅く，舌をまっすぐ挺出できず麻痺側にわずかに曲がるなどの所見も軽い片麻痺の所見である．脳梗塞では発症早期には頭部CTでは低吸収域がはっきり描出されないので，とりあえず入院させて早期に抗凝固療法を開始した方がよい．この際，出血性梗塞をおこさないように注意が必要である．

前夜から何となく片方の眼が見えにくいことに気づき来院した患者さんが，自家用車で来院する途中に自転車と接触事故をおこしたケースがあった．短い距離だしゆっくり注意して運転すれば大丈夫だろうと自分で運転して来院する途中に起こした事故であった．用手法による視野検査では視

3. 総合内科診療の実際

野狭窄ははっきりしなかったが，頭部 CT にて後頭葉に梗塞巣が描出され，眼科対診して視野検査にて同名半盲が証明された．CT にて異常が認められない場合でも，一過性脳虚血発作が疑われる際には再発の予防の意味で入院させ経過観察する方がよい．

腹痛を訴える患者のなかには訴えが過剰であまり器質的原因がなさそうなものもあるが，急性腹症として厳重な経過観察が必要なものも少なくない．虫垂炎の疑いでは手術適応の有無を確かめるために腹部エコー所見は有力な診断根拠となる．造影 CT が必要な場合もある．すべての症例で入院前に確定診断する必要はなく入院後必要な処置を行いながら検査を進めて行けばよい．

13 高齢者では，「まあ大丈夫だろう」は禁物

嘔吐を主訴として紹介された高齢女性が極端な徐脈であるのに気づき心電図をとったところ洞不全症候群があり，循環器内科に対診しペースメーカーを装着してもらった症例もある．

高齢者では嘔吐を主訴として腹痛のはっきりしない総胆管結石にしばしば遭遇する．抗生剤投与による急性炎症に対する処置と内視鏡的乳頭切開による結石除去などの治療が行われる．

腹部膨満を主訴として来院した中年男性が腹部超音波検査で急性胃拡張を指摘されたため緊急内視鏡を依頼したところ急性十二指腸潰瘍による浮腫性変化のための通過障害であった症例もある．

総合内科外来では風邪や不定愁訴の患者さんを診ることも多いが，その中に重大な疾患が紛れていることが少なくない．とくに高齢者では，「まあ大丈夫だろう」は禁物で，はっきり原因がわからないまま帰宅させるのは極力避けた方がよい．少しでも不安があればひと晩入院させて経過観察する方が安心である．帰宅させる場合には，「一応帰宅していただきますが，具合が悪ければ夜中でも救急外来を受診してください」と伝えておく．この一言を伝えておくかどうかが運命の別れ道になることさえある．

最近，ある病院の院長が「内科で診てもらってくれ」と指示を出したら，看護師が「何内科に診てもらいますか」と言う．それが解らないから診てもらいたいと思うのにおかしなことになったものだ，診断のついたものだけ診る専門医なんて単なる技術屋ではないかと嘆いていたが，確かにそのような傾向は無きにしも有らずである．捉えどころのない症状を手掛かりとして診断を引き出すところに妙味もあり，総合内科医の存在意義もあると言える．

病院の専門内科医は専門的治療が期待できる症例のみを診ているわけにはいかない．病院経営を考えると多少専門外の疾患や治療効果の期待できない疾患を受け持つことも必要である．とくに部長クラスの経験を積んだヴェテラン医師は研修医や若手医師の教育に比重を置き，待機当番時の入院依頼を含む患者相談に気軽に応じて欲しい．

完全に予約制の専門外来と紹介患者のみを扱い，紹介状の無い新患は受け付けないという病院はごく限られており，自治体病院や地域の中核病院の多くは紹介状のない新患は総合内科あるいは総合診療科的な外来で扱っている．厳しく紹介患者だけに限ると外来患者数が減少し，ひいては入院患者の減少を招く．営業成績が悪ければ肝心の専門医療の充実を図ることができず，ひいては近隣の医療機関の期待に応えられなくなる．国立病院にも独立採算性が求められる現在の医療制度においては理想ばかりを追求してもいられないが，病院であろうが，診療所であろうが患者さんの側に立って患者さんに喜んでいただける医療を行うことは，潜在的な病院の支持母体を拡大し確保することにつながり，地域の信頼に応えることにもなる．

14 ありふれた疾患でも難病でも患者の不安に変わりはない

風邪ひきなどありふれた病気は，医師の側からするとクスリを出しておくから飲んでおけばよいということになるかも知れないが，「風邪ですね．薬を出しておきましょう」では診察になっていな

い．ありふれた病気であろうと，難病であろうと，患者さんにとって苦痛があり不安であることに変わりはない．急性の上気道炎で3日くらい抗生物質を飲めば良くなるだろうというのは当たり前のことであるが，患者さんにはこれを解りやすく説明することが必要である．そんなことまで説明しなければならないのかと思われるかも知れないが，患者さんの立場に立って納得してもらえるように説明しなければならない．

抗生物質の内服薬投与に際しては，出来るだけ広域のものを原則5日間処方する．「抗生物質は指示どおり服用し，症状が軽快したら中止してください．早ければ3日で軽快しますが，残ったクスリは次に風邪をひいたときに飲むようにとっておいてください．早めに飲んだら早く治ります．5日間飲んでも効かなければ別のクスリを飲んだ方がよいのでもう一度受診してください」くらいのことは説明してあげて欲しい．毎回同じことを説明していい加減うんざりすることもあるが，それが医者の仕事である．自分の病状がどんな程度で，もらったクスリがどのような作用機序をもち，どれ位飲めばよくなるのか経過予測を聞くだけで内服のモチベーションはずいぶん違ってくる．「つべこべ言わずにもらったクスリを飲んでおけばいいんだ」というのは時代おくれの医者である．上から目線で高圧的な物言いをする医者やおいそれと質問もできないような医者は敬遠される．伝えるべき事はしっかり伝え，守ることは守ってもらうというのが本来の医師患者関係であろう．

急性上気道炎，感染性胃腸炎などで抗生物質の点滴が必要な患者さんには，点滴前に血液検査やレントゲン検査を行い，検査結果が出た時点で病状を説明する．検査結果が出るのに約1時間かかるので，中等度以上の感染が疑われる場合には，先ず輸液を開始し，検査結果が出た時点で抗生剤が必要であれば側管から追加投与する．患者さんや家族は結果が出るまでイライラして待つこともないし，点滴してもらったという安心感もある．点滴しながら，胸部X線，腹部エコー，CT，心電図などの検査も可能であるし，血管を確保しておけば血圧低下などの事態にも対応できる．状態

が悪ければそのまま入院させることも可能である．

検査結果が入院治療を要するものであれば家族に連絡し，確定診断がつかなくても入院のうえ，緊急性の高いものから順次検査を進めればよい．専門医は先ず診断してから，自分の守備範囲の疾患であれば入院させる傾向がある．朝一番に受診したのに一つずつ検査をして夕方になって診断がつかないので一応家に帰って様子をみて下さいということになりかねないが，患者も家族も入院を希望しているのに敢えて帰宅させるというのは患者の側に立った治療とは到底思えない．

入院患者が院内で転倒して痛がっているような場合，レントゲンを撮って骨折の所見が無くても，明らかに転倒が原因で生じた事態に対して主治医も家族も転科を望んでいるような場合は確定診断がつかなくても引き取って経過観察するというのが専門医以前に医師としての態度であろう．

15 総合内科と総合診療科

総合診療の必要性が注目されるようになったが，病院により総合内科と表示しているところもあれば，総合診療科を標榜しているところもある．

一般的に考えれば，総合内科は内科疾患のうちで専門分野がわかりにくいもの，多疾患を併発して一つの専門内科での診療の枠内に入り難いものを扱い，総合診療科は内科疾患を超えて横断的に全人的に診る診療科であると考えることができる．

高齢社会においては，老年医療との関連において総合内科，総合診療科の概念を整理していかねばならないし，総合内科専門医，総合診療科専門医の認定，サブスペシャリティーと総合診療の関連をどう調整するのかなど整理すべき問題も多い．総合診療科は救急外来，ICU，当直業務，包括医療，緩和ケア，リハビリテーションなどを統括し，相互の調整を行い切れ目のない一貫医療を目指すというのが今後の病院の方向性として考えなければならないことである．

(宮田　學)

第4章
流行感染症と予防接種

1 流行感染症の診察

多くの観光客が海外に出かけ，これを上回る観光客がわが国を訪れる国際化時代においては，第一線の診療所および病院の医師は，予防接種に対する正確な知識をもつと同時に，海外より持ち込まれる輸入感染症の感染拡大に対する素早い対応を求められる．

検疫体制をすり抜けて入国後（帰国を含む）発症した輸入感染症を診察する機会は稀ではなくなると考えておかねばならない．

新しい感染症と海外旅行者の増加

1976年にアフリカのザイールで発生したエボラ出血熱，1981年に確認されたAIDS（acquired immunodeficiency syndrome）など，1970年〜1980年以降新しい感染症が続々と登場した．1980年代になると日本人の海外出国者が急増し，輸入感染症が注目されるようになった．例えばマラリアの輸入患者数は，1980年代には年間50例前後であったものが1990年代には100例を突破し，1995年にはインドネシアのバリ島で300人の日本人観光客がコレラに感染する事態が発生した．

2015年には外国人入国者数が年間約2,000万人に達し（1,690万人が出国し，1,974万人が入国），その大多数はアジアなどの発展途上国からの入国者であり，輸入感染症が国内で流行する可能性が増大している．

渡航医学と輸入感染症対策

21世紀になり渡航医学（travel medicine）における輸入感染症対策も，帰国後患者を診察する待ちの姿勢だけでなく，出国前の渡航者に情報提供や予防接種を積極的に行うことにより，2000年代初頭に年間200例以上あったマラリアの輸入例は年間50例前後まで減少し，腸チフスも最近10年で半数近くに減少した．

渡航医学の観点からすると，日本から海外に輸出される感染症についても対応が求められる．例えば，2007年にカナダで修学旅行中だった日本の高校生が麻疹を発症し，多くの同行者が足止めされるという事態が起きた．アメリカ大陸では麻疹が絶滅されており，そこに麻疹を持ち込んだとして，日本は国際的に非難を浴びることになった．

1 感染性胃腸炎

4類感染症　定点把握（小児科定点）
週単位で指定届出機関のみ

病原体：カンピロバクター属（Cammpylobacter jejuni/coli），サルモネラ属（Salmonella spp），腸炎ビブリオ（Vibrio parahaemolyticus），病原性大腸菌，などの細菌，ロタウイルス（rotavirus），小型球形ウイルス（SRSV），エンテロウイルス，アデノウイルスなどのウイルス

分布：世界的に分布
好発年齢：特になし
性差：なし

感染経路：食品，水を介して経口感染，ヒトやペットからの直接感染もある．

潜伏期間：腸炎ビブリオ6～12時間，サルモネラ12～36時間，大腸菌12～72時間，カンピロバクター2～11日，ロタウイルス1～3日

症状：発熱，下痢（水様便，血便など），腹痛，悪心，嘔吐など，ロタウイルスは乳幼児に冬季白色便性下痢をおこす．

診断と治療

発熱，血便を伴う下痢症，熱を伴わない水様下痢，虫垂炎様症状などの初診患者には便・血液培養を行い，ロタウイルスの糞便中抗原検査（O15抗原）を行う．

推定の原因食品，周辺の患者発生の有無，海外渡航歴などの問診を行い，食中毒の可能性を考慮し，外科的疾患，炎症性腸疾患との鑑別診断を行う．

治療は対症療法を優先する．輸液と生菌整腸薬を中心とし，蠕動抑制薬は使わない．

重症例，菌血症の疑い例，EHECの疑い例，旅行者下痢症には抗菌薬を投与する．抗菌薬は，ニューキノロン製剤またはホスホマイシンを3日間経口投与する．

報告の基準．①急に発症する腹痛，下痢，嘔吐．②他の原因除外．③上記の基準は満たさないが，診断した医師の判断により症状や所見から当該疾患が疑われ，かつ，病原体診断や血清学的診断によって当該疾患と診断されたもの．

感染性胃腸炎の4大原因菌は，カンピロバクター，サルモネラ，腸管病原性大腸菌，腸炎ビブリオである．

腸管病原性大腸菌による感染性胃腸炎は1996年以降急増している．

腸炎ビブリオは夏季に集中発生する．

冬季には，乳幼児からロタウイルスが多く検出される．

小型球形ウイルス（SRSV）が1997年食中毒病原体に加えられた．冬季，生ガキを原因とする集団発生の主要病原体である．

輸入感染症．海外渡航者あるいは輸入食品の増加が輸入感染症の増加を招いている．

抗菌薬関連腸炎．抗菌薬使用に関連する下痢症が多い．

2　エボラ出血熱

1類感染症　直ちに届出（疑似症患者，無症状病原体保有者を含む）

病原体：エボラウイルス（Ebola virus）

好発年齢：特になし

性差：なし

分布：アフリカ中央部（スーダン，コンゴ民主共和国，ガボン），西アフリカ

感染経路：自然界からヒトへの感染経路は不明（自然界の宿主も不明）．ヒトからヒトへの伝播は血液あるいは体液との直接接触による．

潜伏期間：2～21日

感染期間：ウイルス血症の期間（発症後8日までウイルスが分離されている）．

症状：発症は突発的で，主症状は重症インフルエンザ様．発熱，頭痛が100％，腹痛，胸痛，咽頭痛が80％にみられる．出血は死亡例の90％以上．アフリカ中央部の熱帯雨林帯から感染者が移動し南アフリカで発症がみられる．死亡率は高く，1976年スーダン（死亡率53％），1976年ザイール（88％），1979年スーダン（65％）などが記録されている．

診断と治療

アフリカ中央部，西アフリカの国々への旅行歴，活動歴があり，高熱，筋肉痛，嘔吐，下痢，吐血，下血で突然発症する．フィロウイルス科に属する1本鎖RNAを持つエボラウイルスの分離（血液，尿など）により診断する．その消失は症状改善後の退院の目安となる．免役蛍光法やELIZAによる抗体検出（IgG）により確定診断する．

2015年の流行時には，現地に派遣された支援医療スタッフや米国での発症者を収容して治療にあたった病院看護師に死亡者が出て世界的にパニックとなったが多発西アフリカ諸国での住民衛生意識の徹底により拡大を阻止することができた．とくに，ウイルスを媒介する可能性のあるコウモリを食べることを徹底して禁止したことが功を奏

したと思われる．わが国では，西アフリカ象牙海岸の多発3か国よりの帰国者は地域の保健所に届け出を呼びかけエボラウイルスの分離検出を専門機関で行う体制をとり，幸いにして事なきを得たがウイルス保有者や発症者が出てもおかしくない状況にあった．

新聞報道でも，専門家が発症者の血液や吐物の取り扱いに注意すれば感染は防げるとして過剰反応を戒める記事が掲載されたが，現代の国際化時代においては世界の特定地域の感染症が瞬く間に全世界に波及する危険性を孕んでいる．水際作戦が最も重要であるが，これを潜り抜けて病原体が持ち込まれた場合にはその拡大を防ぐのは至難の業である．

実際に当院（草津総合病院）でも，エボラ出血熱の多発期に海外よりの帰国者が発熱し，翌日来院し点滴を受けて帰宅した．もし嘔吐した場合には，吐物は厳重に扱うよう指示したが，指定の3か国以外の地域からの帰国者であったためウイルス検索の対象外であった．

3　デング熱

1　類感染症　直ちに届出（疑似症患者，無症状病原体保有者を含む）

病原体：デングウイルス（Dengue virus）
好発年齢：特になし
性差：なし
分布：熱帯，亜熱帯地域のほぼ全域
感染経路：感染蚊に刺されることにより感染する．
潜伏期間：3〜14日（普通4〜7日）
経過・予後：良好．ヒトからヒトへの感染はない．ワクチンはない．

デング熱とデング出血熱は，現在世界の熱帯，亜熱帯のほぼ全域にみられる．東南アジア，南アジア，中南米に特に多いが，アフリカ，オーストラリア，南太平洋にも存在する．年間約1億人がデング熱を発症し，50万人以上がデング出血熱に進展すると推定されている．現在日本国内での感染はないが，海外において感染し帰国後発症するいわゆる輸入感染症としてのデング熱，デング出血熱が時にみられる．

2016年（平成28年）7月21日新潟県内に住む30代女性がデング熱に感染して死亡した．この女性は6月29日〜7月15日にフィリピンに滞在しており，国内で蚊に刺されていないため感染拡大の可能性は低いと考えられた．フィリピン滞在中に頭痛や発熱があり，帰国後，発疹と出血をきたしショック状態で入院しデング熱と診断され死亡したものである．

診断と治療

デングウイルスの主たる媒介蚊は熱帯シマカであるが，ヒトスジシマカも媒介し得る．都市型のデングウイルス感染ではヒトが自然宿主で，ウイルスは，蚊→ヒト→蚊の感染サイクルを形成する．感染地域では蚊との接触を避け伝染の拡大を防ぐことが重要である．

フラビウイルス科のフラビウイルス属に属するデングウイルスには，1・2・3・4型の4つの型がある．どの型のウイルスによってもデング熱を発症する．症状からは感染したデングウイルスの型は解らない．また型による症状の軽重はない．

デング出血熱では，点状出欠，斑状出血，紫斑，粘膜出血，消化管出血，注射部位からの出血，血便，血小板減少（100,000以下），ヘマトクリット低下，血清蛋白の低下などの所見が認められる．デング出血熱の症状に加えて，頻脈，脈圧の低下，低血圧，冷汗，興奮状態などの症状を呈しショックを伴うものをデングショック症候群という．

治療は，デング熱では対症療法が中心で，特に痛みや発熱に対する治療が中心となる．一般に経過・予後は良好である．デング出血熱では，時に中枢神経症状がみられる．

重篤な例ではDICを合併する．デングショック症候群に対しては，5%グルコース，生理食塩水を素早く補液する．適切な治療がなされないと致死率が高い．

要約

熱帯や亜熱帯地域で主に流行し，デングウイルスを持つ蚊に刺されて起きる感染症．

人から人への直接感染はない．通常3〜7日

の潜伏期間を経て，発熱や頭痛，筋肉痛や発疹などの症状を呈す．なかには重症化して鼻や腸から出血することもある．ネッタイシマカに加えて日本に生息するヒトスジシマカがウイルスを媒介することもある．

4　ジカウイルス病

4類感染症　全数報告

病原体：フラビウイルス科フラビウイルス属ジカウイルス

好発年齢：特になし

性差：なし

分布：中央及び南アメリカ大陸，カリブ海地域，インド洋地域

感染経路：感染蚊（カ）に刺されることにより感染する．

潜伏期間：2 〜 12 日（多くは 2 〜 7 日）

症状：発熱，頭痛，関節痛，筋肉痛，斑状丘疹，結膜炎，疲労感，倦怠感．重症例で，時にギラン・バレー症候群，急性髄膜脳炎を合併

確定診断：遺伝子検査法によるウイルス RNA の検出（血液，尿）

経過・予後：良好

胎内感染：母子感染により小頭症等の先天異常の原因となる．流行地から入国（帰国を含む）した男女は，最低 8 週間コンドームによる避妊を行うか，性行為を控えることが推奨される．

5　ツツガムシ病

4類感染症　全数把握　7日以内に届け出

　古来よりわが国に存在したツツガムシ病なども，散発的に死亡例が報告され，いつ自分が当事者にならないとも限らない．「つつがなくお過ごしですか」とは時候の挨拶であるが，わが国では古来日常よく見られる疾患で，有効な抗生物質のない時代には死亡例も多く，手をこまねいて見ている以外に方法がなかったと思われる．1 日 1 日，無事過ごせた幸運を喜んでいるしかなく，妊産婦自体が産褥熱で命を落とすことも稀でなく出産そのものが命がけの大事業であった．現在では，ツツガムシ病で亡くなったと聞くと，何とかならなかったかと悔やまれることになりかねない．

原体：オリエンチア（旧名リケッチア）ツツガムシ（Orientia tsutsugamushi）

分布：アジア全域，特に，日本，韓国，中国，台湾，タイ，マレーシアなど

好発年齢：成人

性差：なし

感染経路：ツツガムシ幼虫の刺咬による経皮感染

潜伏期間：5 〜 14 日

季節：秋〜初冬，または春〜夏

症状：発熱，頭痛，発疹，全身リンパ節腫脹

臨床経過：発熱，頭痛で急激に発症する．発疹は不規則な紅斑，丘疹性で顔面，躯幹に散在．重症では出血性．

確定診断：農作業，レクリエーションなどで，林，草叢を歩き回るなどの感染機会．発熱を伴う熱性疾患で，皮膚に刺し口を証明すること．血清の抗 O. tsutsugamushi 抗体陽性．または，リケッチア分離．PCR による血中リケッチア DNA の検出．

疫学：1980 年以降多発しており，届出患者数は年間約 300 人である．発生地域は北海道，沖縄を除く全都道府県に分布する．春〜初夏に多発する．
古典的ツツガムシ病では血清学的に Gilliam，Karp，Kato の 3 型が標準的な型とされ，新型ツツガムシ病ではその他に Irie，Hirano の 2 型が多い．
古典的ツツガムシ病は新潟，山形，秋田地方の河川流域に限局して発生し，新型ツツガムシ病は全国各地で発生する．
O. tsutsugamushi の自然界における宿主はツツガムシで，草叢や林のなかの土の中を生息場所とする．刺咬部の皮膚から感染する．

診断と治療

　発熱は数日で 39 〜 40℃に達し，激しい頭痛，悪寒，全身検体，食欲不振，筋肉痛，関節痛，結

膜充血，咽頭発赤，下痢，嘔吐などを伴う．約 2 週間弛張または稽留した後徐々に解熱する．発疹は 2 〜 5 病日に出現する．径 5mm 前後の紅斑性，丘疹性皮疹で全身に出現する．刺咬部の局所は水泡，膿疱，潰瘍を形成し，所属リンパ節腫脹は必発であるが，肝脾腫は軽度である．重症例では，DIC による出血傾向，髄膜刺激症状，昏睡，痙攣などの中枢神経症状を呈し死亡する．

急性期には，白血球減少と好中球の相対的増加，AST（DOT），ALT（GPT），LDH の上昇，重症例では血清アルブミンの低下，γ - グロブリンの上昇，BUN の上昇．

血清 O. tsutsugamushi 抗体価：間接蛍光抗体法（IFA）または間接免疫ペルオキシダーゼ法（IPA）で感染リケッチアに対する抗体価が高値を示す．末梢血からの O. tsutsugamushi DNA の検出（PCR）は急性期の診断に有用である．

第 1 選択薬はテトラサイクリン系抗菌薬（ミノサイクリン 200mg/ 日）である．

通常 1 〜 2 日で速やかに解熱し，自他覚所見も軽快する．投与は 7 〜 10 日継続する．

テトラサイクリン系薬剤が使用できない場合は第 2 選択薬であるクロラムフェニコールを用いる．β - ラクタム系薬剤は全く無効である．

予後は一般に良好であるが，軽症から致命的なものまで様々で，現在でも死亡例がある．

7 病日以降になると重症になる傾向が強い．早期診断が重要である．

重症の場合は，合併症として，DIC，間質性肺炎，脳炎，髄膜炎，肝障害などがある．

ヒトからヒトへの感染はないので，特に 2 次予防の必要はない．ワクチンはない．

多発地域の林や草叢への立ち入りを避ける．感染機会があった後の発熱には早期の対応が求められる．

6 クロイツフェルト・ヤコブ病 Creutzfeldt-Jakob disease (CJD)

4 類感染症　全数把握　7 日以内に届出

クロイツフェルト・ヤコブ病（CJD）などは

一生出会うことも無い病気だと思うかも知れないが，全国統計では各府県まんべんなく死亡例が報告されている．原因不明の死亡例のなかには相当数の本疾患が含まれていると思われる．

病原体：プリオン（異常プリオン蛋白）
　　　　prions（abnormal prion protein）
好発年齢：成人，高齢者
性差：なし
分布：世界的に分布
感染経路：不明のことが多い．
潜伏期間：2 〜 30 年
疫学状況

世界的に広く分布しており，有病率は 100 万人に 1 人前後である．

発症年齢は平均 62.5 歳である．

孤発性 CJD，家族性 CJD，新変異型 CJD，GSS，FFI に大別される．

孤発性 CJD

初発症状は，痴呆，小脳症状，視覚異常などである．経過中様々な神経症状を認める．

よくみられる所見として，筋強直，深部腱反射亢進，病的反射陽性，構音障害，嚥下障害，などが挙げられる．6 か月以内に，ほとんどの症例でミオクローヌスが認められる．

家族性 CJD

臨床症状は，孤発性 CJD とほぼ同様．

新変異型 CJD

不安，抑うつ，性格変化，行動異常などの精神症状や異常感覚障害で発病する．進行は緩徐で，やがて筋強直，ジストニア，ミオクローヌスを呈し，約 1 年後には無動性無言状態となる．

GSS（ゲルストマン・ストロイスター・シャインカー症候群）

家族性プリオン病で進行性小脳失調症，痙性対麻痺，痴呆を主症状とする．

臨床経過は長く，5 〜 10 年後に無動性無言状態となる．

FFI（致死性家族性不眠症）

家族性プリオン病で，発病は記憶力低下，不眠症，夜間興奮，交感神経緊張状態が多い．

脳波検査

　徐波傾向が強く，周期性同期性放電（PSD）が特徴である．

7　結核

感染症法の届け出対象疾患.
全数把握疾患. 2 日以内に届け出

　結核は過去の病いになったと思われがちであるが，常に念頭に置いておかねばならない疾患である．とくに高齢者では盲点になりがちである．医療従事者が感染して発病した場合には接触者健診を含めて大変な費用と労力を要する．

病原体：結核菌（*Mycobacterium tuberculosis*）．例外的に牛型菌（*M. bovis*）が原因となることもある．

好発年齢：高齢者

性差：男性に多い．男女比は全年齢で 2：1，40 歳以降では 3：1

分布：世界的に分布

感染経路：感染経路はクシャミとともに排出する飛沫を吸い込むことによる空気感染である．感染後 1 ～ 2 か月でツベルクリン反応が陽転する．

潜伏期間：既感染者の約 30％に発病がみられるが，その 50％は感染後 2 年以内に発病する．

症状：肺結核では，咳，痰，発熱（軽度～中等度）で初発し，軽快，悪化を繰り返し徐々に進行する．進展すると，全身倦怠，血痰，喀血，痩せ，呼吸困難などをきたし死亡する．

結核の背景：先進諸国の結核罹患率は日本が圧倒的に高率で，人口 10 万対 34 であるが，高齢者に高率で 20 歳代で 20 であるのに対して 70 歳代では 100 である．オーストリア，ドイツ，ベルギー，フランス，フィンランド，デンマーク，イギリスが 10 ～ 17，アメリカ，オーストラリア，スウェーデン，ノルウェー，アイスランドは 7 以下である（1997 WHO）．日本人の 20 ～ 25％が結核菌に既感染である．

　結核は，2007 年より結核予防法から感染症法に基づく届け出対象疾病に変更された．全数把握疾患のなかでは最も届出症例が多い．

疫学状況：罹患率は 1980 年以前は年々 11％（対前年度）づつ下がってきたが，その後，3％に減速し，1996 年以降は軽度上昇ないし低下停止の状態で推移している．

検査，確定診断：肺結核では，胸部 X 線検査および喀痰の結核菌検査（塗沫，培養）を行う．病歴（患者接触歴，既往歴など）から特に強く結核を疑う場合には，3 日連続検査を行う．肺結核では，結核菌の検出（できれば複数回）をもって確定診断する

治療

　喀痰塗沫陽性肺結核患者は，感染源隔離の目的で入院させる．感染源隔離の目的で入院する患者には，結核予防法により医療費の公費負担が行われる（一部自己負担金を除く全額）．入院期間は菌陰性化までが原則．

　初回治療は，イソニアジド，リファンピシンを含む 3 ～ 4 者併用で開始し，6 ～ 9 か月の標準化学療法を行う．患者教育による規則的な受療，服薬が最も重要である．塗沫陽性患者には 2 ～ 3 か月の入院治療を行う．3 か月以上治療しても菌が陰性化しない例，再発例，再排菌例は一般に治療困難である．再治療の原則は菌の薬剤感受性検査に基づき有効薬剤を強いものから順に 3 剤以上併用すること，場合によっては外科的治療も検討すること．

経過・予後・治療効果判定

　治療経過の判定は，基本的には結核菌所見による．標準治療方式が用いられ，菌の陰性化が順調に得られれば，規定の期間で治療は終了する．このときに X 線上で陰影が残存しているとか，軟らかい影があるなどの所見は考慮する必要はない．治療終了時には X 線撮影を行うが，これは化学療法終了の決定のためではなく，将来この患者の再発が問題となった際に所見を比較検討するためである．最近の塗沫陽性患者の治療成績は，治療開始後 9 か月で治癒 78％，死亡 12％，脱落，失敗 10％と必ずしもよくない．

2 予防接種

　草津総合病院では，通院中の患者さんの予防接種を総合内科外来で行っている．またインフルエンザを初めとする感染症の多くを総合内科外来で診ている．病院職員や一般市民に対するインフルエンザの予防接種は健診センターで行うが，海外渡航前の予防接種などは総合内科の日常診療のなかで行っている．中国その他東南アジアへの長期出張に際しては家族ともども B 型肝炎，C 型肝炎，破傷風，狂犬病，日本脳炎ワクチンなどの接種が義務づけられていて，一定間隔で 2 回接種しなければならないので余裕をもって来院してもらう必要がある．

　おたふく風邪が流行してムンプスワクチン接種希望の若い夫婦もしばしば訪れるが，生ワクチンであるので妊娠の可能性がある時期は避けた方がよい．被接種者の呼気に吐き出される生ワクチンは通常感染を起こすに至らない病原菌であるが，これを吸入した母体を通じて胎児への影響も厳密に言うと可能性は否定できない．

1 わが国の予防接種体制

　わが国の予防接種体制は世界標準から大いに遅れている．関係者の努力により少しずつ改善されてきたとはいえ，定期接種化されていないものも多い．2013 年 4 月に予防接種法が改正され，インフルエンザ菌 b 型（Hib），小児対象の肺炎球菌，ヒトパピローマウイルスに対するワクチンが定期接種化され，この時点で，定期接種は日本 11 種類，アメリカ 16 種類となった．日本では，ムンプス，B 型肝炎，水痘，小児のインフルエンザ，ロタウイルスに対するワクチンの 5 種類が非定期接種で，結果的に接種率が低い状況にある．

ムンプスワクチン

　ムンプスワクチンは，日本では 1982 年に販売が開始されたがその後 30 年以上にわたり任意接種のまま放置されてきた．2011 年現在，国際加盟 193 か国中 120 か国（62 ％）で定期接種化されている．先進国の基準のひとつである OECD 加盟国 34 か国のうちで非定期接種は日本のみである．ムンプスは年間 50 〜 150 万人が罹患し，約 5000 人が重症化して入院している．ムンプスで死亡するケースは非常に稀であるが，1 〜 10 ％が無菌性髄膜炎であり，人工内耳が必要な両側高度難聴が毎年 10 人程度発生している．

　成人でかかると，男性では 20 〜 40 ％が睾丸炎に罹患し，女性では約 5 ％が卵巣炎になり不妊になる．日本のムンプスワクチンの接種率は約 30 ％であり全く流行が抑えられない状況が続いている．米国では 2 回の定期接種が行われ，流行がほとんどなく発症もない．
日本でも 2 期の定期接種（2 回接種）が望ましいと考えられる．

B 型肝炎ワクチン

　B 型肝炎ウイルスは，日本では従来から母子感染防止対策に取り組み，子どもの B 型肝炎ウイルスキャリアは減少している．しかし成人の性感染での発症が年間約 600 人ある．

　海外から入ってきた B 型肝炎ウイルスは日本にこれまでなかった genotype A で，持続感染し慢性肝炎になりやすく，一部は劇症肝炎となる．

　免役抑制薬治療により de novo B 型肝炎を発症することが知られている．「HBs 抗体が陽性になり終生免疫を獲得した」と思われていたものが，生物学的免疫抑制薬治療により再活性化し劇症肝炎で死亡する例が散見され，訴訟になり敗訴する事例が多発している．

　以上のような状況を考えると，B 型肝炎ワクチンの定期接種化が必要である．B 型肝炎による肝癌死，肝不全死を考えると，すべての子供を対象にした universal vaccination と，成人に対する定期接種化が必要である．世界では 180 か国以上で定期接種化されており，universal vaccination が世界の趨勢である．

2 ワクチンで予防できる感染症 （vaccine preventable diseases：VPD）

　ワクチン先進国であったわが国がいつの間にかワクチン・ギャップと呼ばれるワクチン後進国になっている．1990 年代になりワクチン接種後の副作用が大きく取り上げられた．しかし，ワクチ

ン接種で感染症を予防するには任意接種では効果が期待できず，すべての対象者に対して定期接種化しないと無意味である．わが国で摂取可能なワクチンの種類を**表4-1**に示す．

ワクチン接種の目的は，感染予防，発症予防，重症化予防と，感染症ごとに異なる．国内でどの程度発生しているかの情報をもとに個々に対応を考えなければならない．

表4-1　日本で接種可能なワクチン
（国立感染症研究所）

【定期接種】（対象年齢は政令で規定）
生ワクチン
- BCG
- 麻疹・風疹混合（MR）
- 麻　疹（はしか）
- 風　疹
- 水　痘

不活化ワクチン・トキソイド
- 百日咳・ジフテリア・破傷風・不活化ポリオ混合（DPT-IPV）
- 百日咳・ジフテリア・破傷風混合（DPT）
- ポリオ（IPV）
- ジフテリア・破傷風混合トキソイド（DT）
- 日本脳炎
- 肺炎球菌（13価結合型）
- インフルエンザ菌b型（Hib）
- B型肝炎
- ヒトパピローマウイルス（HPV）：2価，4価
- インフルエンザ
- 肺炎球菌（23価莢膜ポリサッカライド）

【任意接種】生ワクチン
- 流行性耳下腺炎（おたふくかぜ）
- ロタウイルス：1価，5価
- 黄　熱
- 帯状疱疹（水痘ワクチンを使用）

不活化ワクチン・トキソイド
- 破傷風トキソイド
- 成人用ジフテリアトキソイド
- A型肝炎
- 狂犬病
- 髄膜炎菌：4価

※定期接種を対象年齢以外で受ける場合

3　定点把握疾患（VPD）と全数把握疾患

定点把握疾患（VPD）はいくつかの把握地域での発症届出数より類推してわが国での発生数を算出する疾患で，全数把握疾患は全国のすべての自治体での届出数を集計して各年度の実際の発生数を把握する疾患である．いずれも全医師が届出を要する感染症を熟知し確実にもれなく届け出ることが基礎条件となる．小児科定点把握疾患の場合は，成人の患者数の把握ができていないことが多い．

インフルエンザは，定点あたり報告数が1を上回ると流行期に入ったと宣言される．2009年は新型インフルエンザと呼ばれたA/H1N1pdmによる世界的大流行の発生により国内の患者数も最多となっている．感染性胃腸炎は，すべての報告症例がVPDではなく，この中にロタウイルス胃腸炎が含まれる．

急性脳炎は，2003年以降全数把握疾患に変更になった．

結核は，2007年より結核予防法から感染症法に基づく届け出対象疾病に変更された．全数把握疾患のなかでは最も届出症例が多い．

水痘は，毎年小児科定点からの報告数だけで毎年25万人の報告がある．実際には，約100万人が発症し，約4,000人が入院し，約20人が死亡していると推定される．

百日咳は，数年おきに流行を繰り返している．最近，成人百日咳患者の増加が問題になっており，半数以上が20歳以降である．

尖圭コンジローマは，ヒトパピローマウイルス6型あるいは11型によって起こることが多いが，性感染症定点から毎年5,000～6,000人が報告されている．

ペニシリン耐性肺炎球菌感染症は，基幹定点から毎年4,000～6,000人が報告されていたが，2013年以降，侵襲性肺炎球菌として全数把握疾患に変更になった．

流行性耳下腺炎は，毎年小児科定点だけで数万～25万人の報告がある．

以下に各感染症の概要を示す．

4. 流行感染症と予防接種

①天然痘は世界で根絶されており新たな感染の報告はない.

②ポリオは 2006 年 4 月 1 日からワクチン由来の麻痺症例についても二類感染症として届け出対象となった. 2007 年以降報告があるのはワクチン関連麻痺症例のみである. 2012 年 9 月 1 日より生ポリオワクチンは不活化ポリオワクチンに切り替わったため, 今後の発生は海外からの輸入例以外の届け出はなくなる筈である.

③ジフテリアは 1990 年の患者を最後に国内での患者報告はない.

④コレラは海外での感染例の報告が毎年 10 ～ 20 人みられる.

⑤A 型肝炎は海外での感染例以外に国内感染例も多い. 最近では 2010 年に流行があり, 347 人の報告がある.

⑥黄熱については国内での報告はない.

⑦狂犬病は, 2006 年にフィリピンで犬に噛まれて国内で発症した 2 例が報告されたが, それ以後の報告はない.

⑧日本脳炎は, 近年毎年 10 人以下の報告に留まっている. 西日本を中心に日本脳炎ウイルスが侵淫しており, 引き続き予防が必要である.

⑨B 型肝炎は急性肝炎の届け出が義務づけられているが, 報告数が実際よりも少ないと言う指摘もあり, 再度すべての医師に情報提供を求める必要がある.

⑩急性脳炎は, 2003 年以降定点把握疾患から全数把握疾患に変更になった. 2004 年～ 2012 年の全脳炎発症数 2,206 例（死亡 158 例）のうちワクチンが開発されている病原体による発症は 1,335 例（死亡 94 例）である. 髄膜炎菌性髄膜炎は,

---

MEMO
肺炎球菌ワクチン

肺炎は高齢者の主要な死亡原因であり, 高齢社会を迎えたわが国ではその予防が重要な対策となる. 肺炎球菌は成人肺炎の最も頻度の高い起炎菌で重症化することも少なくない.

肺炎球菌は, 1886 年に Frankel が発見し, フレンケル氏双球菌とも呼ばれた. 18 世紀末にジェンナーの種痘から始まったワクチンの歴史のなかで, 肺炎球菌ワクチンの歴史は古い. 1910 年頃にはホルマリンで不活化した肺炎球菌ワクチンの研究が行われ, 1914 年の Lancet 誌にはワクチンを臨床応用して肺炎球菌感染症を防ぐ試みが報告されている.

1960 年代以降, 抗菌薬に耐性を示す病原細菌が注目され, 肺炎球菌においてもペニシリン耐性菌が出現した. ワクチンによる予防に再び関心が高まり 1977 年には米国で肺炎球菌ワクチンが認可された. わが国では 1988 年に導入され, 1992 年には摘脾患者での保険適用が承認された. 2001 年には全国自治体で高齢者の接種に対する公費助成が始まった.

肺炎球菌ワクチンの接種が強く推奨され, 2014 年 10 月からは 65 歳以上の高齢者（ハイリスク患者は 60 歳以上）を対象に予防接種法上の B 類疾病用ワクチンとしての接種が始まった. 5 年をかけて 65 歳以上の高齢者全員に公費負担で肺炎球菌ワクチン接種が行われることになったわけである. 5 年ごとに追加接種が必要であるが, 2 回目以降は自費で接種しなければならない.

肺炎球菌ワクチン研究の発端は, 1928 年, Frederick Griffith によって肺炎球菌の莢膜が重要な病原因子で, 莢膜多糖に対する抗体が好中球の貪食を促進することが解明されたことにはじまる. 肺炎球菌は鼻咽頭粘膜に無症候性に定着しマイクロアスピレーションによって下気道に侵入することで肺炎を起す. 川上らの研究で, 23 価莢膜多糖肺炎球菌ワクチン（ニューモパックス, NP）接種後の IgG 産生に NKT 細胞が関与することが証明され, 臨床応用されるに至った. 高齢者肺炎の予防には, インフルエンザワクチンと肺炎球菌ワクチンの併用接種が重要である. 接種率の向上, 肺炎球菌感染の減少, 予後の改善, 医療費削減効果が期待される. 現行ワクチンの弱点を補うべく次世代ワクチンの開発が進められている.

2013 年より全数報告されることになった．毎年 10 人前後の報告がある．細菌性髄膜炎は，すべての報告症例が VPD ではなく，このなかにインフルエンザ菌 b 型あるいは肺炎球菌による髄膜炎が含まれる．無菌性髄膜炎は，すべての報告症例が VPD ではなく，ムンプスウイルスによる髄膜炎などが含まれる．

⑪先天性風疹症候群は 2003 〜 2004 年の流行時に 18 人の患者が報告されている．

⑫破傷風は，毎年 100 人前後の報告がある．

⑬風疹は，2008 年以降，定点把握疾患から全数把握疾患に変更になった．2003 〜 2004 年に流行があり，先天性風疹症候群が 10 人報告されたが，その後 2010 年までは流行は抑制されていた．2013 年は大規模流行となり，14,033 人が報告されている．

⑭麻疹は，2006 年までは，小児科定点から報告されている．麻疹は，風疹とともに 2008

年以降，定点把握疾患から全数把握疾患に変更になった．2008 年は，11,000 人を超える流行となったが，2009 年以降，予防接種政策の成果もあり患者数は激減し 100 人台に留まっている．

文献

感染症の診断・治療ガイドライン．日本医師会雑誌 臨時増刊 第 22 巻第 10 号，1999

岡部信彦，多屋馨子：予防接種に関する Q ＆ A 集．日本ワクチン産業協会，2013

（特集）変貌をとげつつあるわが国の予防接種体制．日本医師会雑誌 124 (8)，2013

（特集）内科医に求められる肺炎球菌ワクチン・ストラテジー．日本内科学会雑誌 104，2015

（特集）輸入感染症 Up to Date．日本内科学会雑誌 105 (10)，2016

（特集）国際的に脅威となる感染症とその対策．日本医師会雑誌 146 (2)，2017

（宮田　學）

第 **5** 章
心療内科疾患

　現在筆者は草津総合病院の「心療内科」外来を担当している．しかし正体は精神科医である．少なくともそのつもりでいる．この看板は小生の選択ではない．院長の要請である．「精神科」では患者さんには敷居が高かろうという配慮のようである．もう一つは「総合内科」の中に組み入れるためには心療内科の方が分かりやすい．

　週に1〜2日程度の非常勤で，当然，外来のみである．外来・入院の診療業務を毎日はたしているわけではない．精神科の看板を大々的に掲げるよりは，ひっそりと窓を開くという程度のニュアンスがよかろう．ざっとこういう事情である．小生は別に反対しなかった．本物の心療内科の先生方には，勝手に科名を利用され迷惑なことである．自己に固有の名称の恣意的使用は，使用された方の思いは苦々しかろう．ご寛容をお願いたい．ただこういうケース，つまり，経営的・社会的・外向的・非医学的な理由で精神科が心療内科を名のることは，全国津々浦々の総合病院でも診療所でも，よくあることであろうと想像する．つまり小生は「かくれ精神科医」である．ちなみに，標榜が「総合内科」ではなくて「総合診療科」であれば精神科でもいいのだろうが，まああえて刺激の強い言葉を使うにも及ぶまい．耳に柔らかく響きの良い看板名称は他にいくつもあるだろう．

1 ｜ 精神科のない総合病院

　精神科以外の身体科（この用語は多分精神科医しか使わない）の医師，つまりほとんど全ての医師は，精神科とその名称がお好きでない．精神科の問題は，その理解も対処も，一般の病院では困難なことが少なくない．できたら関わり合いたくないというのが，身体科の多くの先生がたの本音であろう．精神科のない「総合病院」は珍しくない．むしろ普通である．専門医師がいないからやむをえないという院長もいるが，中にはもう最初から「精神科だけは置きたくない」と公言する理事長もいる．

2 ｜ 精神科という機雷

　精神科の問題は，最悪時には，海底に眠る機雷のような様相を呈することがある．精神医学の重要なことがらに触れて，爆発的な逆転が起こることである．せっかくここまでうまくやってきたのに，この機雷に触れて全部おじゃんになってしまった．手術も成功，経過も順調，明朗な予後を予想して，関係者一同みんなハッピーであったものが，突然に患者が精神的変調を呈して，結局全部ダメになってしまった，というようなことがある．

　例えば，手術後の老齢患者が，二晩ほど不眠を訴えた後で，急速に夜間せん妄に陥った．わけの分からぬことを言って幻覚妄想を伴う不穏興奮状態となった．投薬を試みたが，術後の体力が続かずに結局は死亡してしまった．こういう結末は手術をした主治医は想像もしていなかったであろう．最もショックなのは，病気がどんどんよくなって，スタッフ全員が喜々として退院日の検討をしてい

たところ，突然に病院の屋上から飛び降り自殺してしまったという患者である．こういう例は，どこの病院にもあるのではないか．

3 精神科は話が通じにくい

急変や破局は身体科の中でもあり得る．例えば，内臓の手術後の経過中に脳出血になるとか，癌治療の最中に心臓発作が起こるとか．そういうことがあっても，主治医は決してあわてない．自分が属している医学の理屈が全て通じるからである．主治医自身が一人で適切に対処をすることもできるし，相談する先輩医師や専門医師が近くにいるだろう．

それが可能なのは，一つには，立っているものの考え方の基盤が同じだからである．背景に自然科学があり，解剖学，生理学，病理学，薬理学，等々，いずれも共通の科学的原理に基づいている．しかし，精神科はちょっと事情を異にするようにみえる．先程述べた不穏興奮とか自殺企図とか，そういうカタストロフ（破局）は身体医学の思考範囲にはあまり想定されていないだろう．

精神科の臨床にとって，解剖学や生理学は副次的な意味しかない．精神病理学というものは，身体科の病理学とは全く異なるものである．薬理学なら精神科もけっこう話が通じるが，例えば精神科医は自己の経験に基づいて，時に膨大量の向精神薬を投与せざるを得ぬことがあり，しばしば他科医師を驚愕仰天させる．こんなに大量の薬を出しても良いのか．少なくともワタシにはこんな大量処方はできないよ．そんな話をよく聞いてきた．精神科は，医師も患者もどうも話が通じにくい．そういう実感を多くの身体科の先生は持っておられると思う．

4 精神は最も障害を受けやすい

我々は非常にささいなことで「うつ」になる．風邪を引いても気分がうっとうしい．例えば脊髄小脳変性症や脳変性性認知症のような重大な病気でも，本格的な神経症状の出現に先行してなにやら漠然とした「うつ」や「神経衰弱」の状態，あるいは時に明瞭に「性格変化」を呈することがある．前駆症状または初期症状が精神症状のみであったということである．我々の「精神」は最も障害を受けやすく，症状として発現することが多い．

ちなみに，これから酒を飲みに行ってみようか．少量の飲酒の段階で，上機嫌になったりおしゃべりになったりする．軽躁状態といえる．中には「泣き上戸」などといってほとんどうつ状態の外見を呈する酒飲みがいる．反対に，「いやー今度，会社をはじめるからよー．オレが社長で，お前を重役にするからよー」などと大見得を切るのは，すでに躁状態だというわけである．そうしてさらに大量に飲むと，千鳥足になって足がもつれて転倒する．ロレツが回らなくなって，何を言っているのか分からなくなる．ここではじめて「失調」や「構音障害」という神経症状が出てきたのである．精神症状が身体症状の出現に先行するという例である．ちなみに，酒は最も身近な Anti-depressant（抗うつ薬）である．

5 主観についての医学

精神医学は主観についての医学である．身体症状の中でも，疼痛や感覚障害などは，あくまでも患者本人の主観的な体験を聞かねばならない．身体医学でも患者の主観を無視できないのは当然である．しかし身体医学は可能な限り患者の主観を排除しようとする．

ところが精神医学はほとんどもっぱら患者の主観を対象にする．最古の学問の一つである医学は，常に「客観」的であることをめざして今日に到った．精神医学はいつの時代でもそういう医学をはみ出す要素を本質に内蔵してきた．哲学者カントが精神病の分類も行っているのは有名である．さらに彼はその治療も哲学者が担うべきだと言った．現在の臨床心理士たちはその哲学者の後裔である．客観的であれば哲学者にお願いするには及ばないだろう．しかしちょっと考えてみれば，ものごとを客観的と「考える」のも貴兄の主観ではないか．

事実だと認知するのも貴兄の主観ではないか．貴兄に主観がなければ，そもそも客観的なるものが存在するはずはないのではないか．主観を離れたものが客観的で，それだけが確実なものだというなら，それを確実だと考えるのも貴兄の主観ではないか．いやそうではない，主観があるのは客観があるからで，それを写し出すのが主観である，と考えるかもしれない．主観が先か客観が先か．「卵かニワトリか」の議論みたいだ．

6 | 色盲の人の世界

小生に色盲の友人がいる．彼はある時，それまでずっと客観的で確実だと思ってきた世界が，そうではないと気がついたという．とにかく大勢の人たちが見る視覚世界と違うらしいということに思い到った．これは多数の人たちの「圧力」による強制なのだ，とそのとき彼は感じたと言う．気の毒なことである．それでそれ以後，彼は「客観的」なようにものが「見える」方向に，自己を訓練した．あるいはそういうふりをして生きる術を身につけたらしい．客観的とは大多数の人が強制する圧力なのだ，と彼の主観は今でも思っている．これは色盲の人だけの話であろうか．我々みんなそうではないのか．

7 | マリオットの暗点

マリオットの暗点が「客観的」に存在することは中学生でも知っている．しかし我々は（いや小生には），いつもこれが「見えない」．知識として持ってはいるが，それがあると思わずに生きている．これを「見つける」ためには，片目をつぶって，指先に視点を定めて，その外側方にもう一つの指先をウロウロと動かしてみる必要がある．

そうすると「なるほど見えていなかった」という事実に気づく．客観的に存在すれば，我々の主観は必ず気づくとは限らない．実際に視野欠損や半盲が生じても全く気づかない患者がいる．我々は時に，分からないということに気がつかない．

障害や欠損に気がつかぬことを病識がないとい

う．病識は主観に属する．医療の実践において，病識の問題くらい悩ましいものがあるだろうか．病気だというのに本人は全く納得しない．あるいは，病気ではないというのに，本人は全く納得しない．病識の欠如も，病識の過剰も本当に困る．入院した方がいいといっても，どうもない放っておいてくれと抵抗する患者がいる．もう来なくてもいいといっても，毎晩のように救急車を呼んでやってきては，当直医を悩ませる「患者」もいる．身体科でも精神科でも同じなのだが，特に精神科はこれが最重要問題であることが多い．

8 | 「うつ」だと言う患者が多くなった

最近は「うつ病」または「うつ状態」の診断が多くなった印象がある．会社で上司に何かいわれたとか，人間関係に悩んだとか，比較的簡単なトラブルで来院する人が多い．気分がうっとうしいかと問診すれば，そうだという．いらいらする，会社に行きたくない，上司の顔を思い浮かべると不安になる．大体同じような訴えを聞くことが多い．診断は「うつ病」である．「適応障害」とか「心因反応」とかいっても，要するに「うつ」である．あなたは「うつ」ではない，ということはできない．本人が「うつ」だといったら，それは「うつ」なのである．休日には喜々として遊びに行くというのであれば，「うつ」は軽度か，あるいは「詐病」かもしれぬと思うこともあるが，詐病だと判定するのは，これまた容易なことではない．患者の話はとりあえずは，そうですかと受け入れるしかない．

幻覚や妄想の話であれば，患者の主観そのものである．「声が聞こえてくる」という患者に，そんなはずはない，と論理的に説得するのは，医療でも治療でもないだろう．

9 | ゆううつという状態

「うつ」というのは気分の障害である．気分が重苦しく，うっとうしく，気が晴れない．悲しく切なく，涙もろくなってつまらぬことで泣いたり

する．不安感が強く，イライラすることが多い．物事全てが絶望的に感じられ，過ぎたことを後悔し，先のことを取り越し苦労する．自分がつまらぬ人間に感じられ全てに自信を失う（自我感情の低下）．何もやる気が出ず（意欲低下），実際に動きが全くなくなることがある（うつ病性昏迷）．食欲も性欲も低下する．夜は眠れず，眠れても悪夢に悩まされる．重度になると死が親しく感じられ，死への誘惑に抗しきれず，実際に自殺企図することもある．何か重大な病気になったような気がし（心気症），家庭も会社も破滅に向かっているようにしか考えられず，全てが無価値で，生きていることすら無意味に思われ，自分がダメだから家族や会社に申し訳ないと感じる（自責感）．これらが重篤になると，「念慮」の域を超えて「妄想」になる（心気・貧困・虚無・罪業妄想）．これらはほとんどが患者の主観である．表情や行動に表現される要素もあるが，意図的に演技することのできる表出を，客観的ということはできないだろう．うつ病を証明する脳波・神経画像・血液検査の所見はない．あくまでも「うつ」は基本的に患者の主観である．それが精神科なのである．

年のことであった．

こういう話を精神科医が聞けば，なるほどそういうこともあろう，と不思議には思わない．しかし身体科の先生方の中には，場合によっては，不快や憤りを感じられる向きもあろうかと思われる．だから精神科はいやだ．あんなやつらとはつきあいたくない．ウチの病院には精神科だけは置くまい．という話になるかもしれない．統合失調症検査が陰性だとか，解離性テストが異常値を示しているとか，そういうような客観的で白黒決着をつけるようなテストでもあれば，こういうことにはならないだろう．

結局，精神医学の診断とは，相手（おそらく患者）が話す言葉の内容，発話の調子，示す態度や表情，内的な感情が外に表れてくる様子，等々の「所見」に全体的な印象を加えて，さらに周辺の人からの伝聞も併せて「病歴」を構成して，これらが何か既知の疾患・症状・症状群・状態のどれかの概念にあてはまるか．あてはまるとすれば，その確からしさはどの程度か，というようなことを推定・推論・検討して，暫定的な結論を得るということなのである．

10 精神科の診断とは

1988年から翌年にかけて，東京埼玉の県境周辺で数名の幼女が誘拐され殺されるという連続殺人事件が起こった．この犯行をめぐってはさまざまな猟奇的な話題がうわさされ，犯人の家庭が崩壊するなど，マスコミが提示した情報は膨大量に上った．長い裁判の過程で精神鑑定が複数回行われたが，その結果もまた人々の耳目を驚かした．結論の異なる鑑定書が3通も提出されたのである．それらの鑑定（＝診断）は，それぞれ，①人格障害（性格の異常，つまり精神病ではない），②統合失調症，③解離性同一性障害（簡単にいえばヒステリー性の多重人格である）である．

それぞれの鑑定人はいずれもこの学界で指導的立場にある精神医学の専門家である．結局，裁判官は①を採用して死刑の判決を下し，これが確定した．その執行は事件から20年もたった2008

11 精神科医は控えめに語る

精神医学の診断の不確実性は誰も否定できない．精神とか主観とかいうものはそうであるしかない．ドイツの精神医学者・シュナイダー（1887-1967）は統合失調症の「一級症状」というものをいくつか挙げた．思考化声・問答形式の幻声・身体への被影響体験・思考伝播・妄想知覚・自己の行為に伴って口出しする形の幻声など，このような一級症状を認めたとき（患者が語ったとき，ということである），臨床家は控えめな態度でこれを統合失調症と診断することができるという．この「控えめな態度」というのが重要である．

結核におけるツベルクリン反応とか，各種の感染症における白血球増多とか，そういう目に見える「客観的」所見は精神医学には極めて乏しい．逆にいえば，そういう客観的所見に乏しい領域だけが精神医学に残されたのだとも考えられる．そ

ういう確からしさの程度の低さがこの「控えめな態度」に表現されねばならない．それが精神医学なのである．

しかしどうも昨今，我々の時代の精神医学はこの種の謙虚さを喪失してしまったように見えてならない．診断基準全盛の時代になって，しかもそれはほとんど「操作的」基準である．例えば近年流行の，「15の項目の内の4項目が揃えば○○病である」などという決定様式は，科学とか学問とかいうよりも，社会的な取り決めというに近い．「診断基準が『国際的精神医学官僚シンジケート』の手中に陥った」というのは中井久夫（1992,2010）の名言である．だから「さしあたりは，診断基準には『一般的敬意』を表するに留めておくのがいいだろう」．こういう方法の背景には明らかにプラグマティズムという思想がある．その意味で精神医学とは「有用な取り決め」であるに過ぎない．それならば余計に精神科医は「取り決め」を述べるだけにとどまって，それ以上には出しゃばらぬがいいと思う．

12 気のせいです

身体科の先生は，患者の訴えが非合理的であるときや，客観的所見がないときには，よく「気のせいです」という．精神科医はこの言葉を非常に言いにくい．「気」とは何か．「気」からどのようにこの症状（訴え）が出てくるのか，それを何とか説明しようとするのが精神医学だからである．

腹痛や腰痛などには客観的な所見のないことがしばしばある．そういうときに医師は，「少なくとも悪いものではないでしょう」とか，「整形外科的に悪性のものではない」というような言い方をして，「痛み止めを出しておきましょう」といって診療を終える．最後に「ストレスとかお悩みとか，そういう精神的な要素が大きいと思うので，心療内科か精神科へ行かれたらいいでしょう」と言い添えるかもしれない．

ここで心療内科や精神科の敷居が高ければ，そこを受診することなくそれで終わる．患者は腑に落ちぬ顔のまま，了見させられたような，納得できないような，中途半端な顔をして，その後も暮らすことになろう．そういうハードルが最近だいぶ低くなってきた．患者は抵抗感なく（少なく），心療内科・精神科を受診することが多いようだ．

13 身体に基盤を有するか否か

精神科診療で最も重要なことは，精神症状に身体的基盤があるか否かの判断である．脳に損傷があってそれによって引き起こされる精神障害を「器質性」精神障害という．脳以外の身体器官に障害があって惹起されるものを「症状性」精神障害という．どちらも基本的に原疾患に対する治療が重要であることは当然である．

症状性精神障害の例としては，慢性膵炎や膵臓癌におけるうつ病・うつ状態が有名である．膵臓の病気は精神症状しか自覚症状がないことがあるとのことである．甲状腺機能低下をはじめとする各種内分泌疾患においても気分の障害が起こり得る．高熱の感染症の場合，意識の障害が起こる．この種の疾患は内科の病気であって，精神科が精神安定薬や抗うつ薬を投与し続けても対症療法的な意味しかないだろう．

14 脳損傷の精神医学

器質性の精神障害を考える．重要なことは3点である．（1）脳病変が機能性か器質性か．（2）脳損傷が急性か慢性か．（3）脳病変がびまん性か局在性かということである．

まず（1）の機能性とはてんかんや一過性脳虚血のような，可逆性の経過をとる障害である．麻痺やけいれんなどの神経症状が多いが，意識障害・もうろう状態などの精神症状の形を取ることがある．夜間せん妄などもこの中に含めていいだろう．器質性の脳病変の場合，原則として非可逆的であるので，症状の回復には時間がかかり慢性化することが多い．

（2）脳病変が急性の場合には「意識」の障害が，慢性の場合には「人格」の障害が起こる．これが精神医学の原則である．急性の脳外傷の場合（例

えば交通事故），重症ならば昏睡状態になり，それから徐々に回復する．慢性の脳損傷の典型は，アルツハイマー病やピック病などの，種々の認知症である．意識障害は起こらず，知性や性格などを含めた全「人格」の崩壊が進んでいく．

（3）脳病変がびまん性の場合というのはアルツハイマー認知症のような状態をイメージしたらいい．問題は局在性の場合である．次の高次脳機能障害に関係する．

15 | 高次脳機能障害

高次脳機能障害は広い意味で脳器質性精神障害といえる．「広い意味」というのは，この障害は神経内科の領域であって，精神科の守備範囲の中に入れないという考え方があること．患者にも精神症状と評価されることを嫌がる傾向があるからである．確かに精神病とか神経症というのとは明らかに異なっている．

本来の高次脳機能障害とは，脳梗塞・脳出血，脳炎，脳外傷などの脳損傷によって，脳の一部が破壊されることによって起こる言語・行為・認知・記憶の障害をいう．つまり，失語・失行・失認・健忘である．最も典型的なのは失語症である．言語中枢は普通，左半球の中大脳動脈流域の中にある．この動脈に血管障害が起こって血流が途絶し，局在性の脳損傷（例えば脳梗塞病変）が起こったときに失語になる．こういう障害は，神経と精神の境界領域であり，医学としても神経内科と精神科の境界である．患者は精神障害とみなされることを非常に嫌がる．実際に失語患者を精神科病棟に入院させると，それだけで心因反応を起こすことがある．最近はリハビリテーション科が担当するので，精神科医はほとんど診ない．こういう領域の専門を神経心理学という．心理学の一種でも神経学の一種でもある．

16 | 外因性・内因性・心因性

世界がアメリカ一辺倒のグローバリゼーションの時代になる前には，日本の精神医学はドイツやフランスのそれの影響下にあって，精神病を「外因性・内因性・心因性」精神病という風に3分類することが正統的な理解であるとされた．精神病の「原因」による分類である．言うまでもなく医学診断の理想は原因による疾病分類である．原因が明確でなければ，本質的な治療が行えない．

精神医学が医学であるために，精神病は原因により分類されねばならない．この当然のことが，近代精神医学200年の歴史的な「悲願」であった．こころと身体のどちらに原因があるのかによって，「心因性 vs 身体因性」という形容詞で精神病が区別された．身体因性とは今あまり流行らない言葉であり，実質的にほぼ外因性精神病に含まれている．

分からないのは「内因性」精神病である．昔も分からなかったが今も分からない．「内 vs 外」というが何の内と外なのか．脳の内だというなら，それは器質性である．「精神」の内だというなら，それは「心」因性ということではないか．結局，何だか分からないが，脳または精神の内部に，新たに「病的過程」が発生して，これが進行し（悪性腫瘍のようなイメージか），やがてこれが精神症状として出現する．普通の社会人である我々，その辺に暮らしている健常者と言われている男と女，まあ大体のところは話が通じる大人たち，そういう人たちにとって，ある種の精神病患者は，突然にわけの分からぬこと（これを了解不能という）を言い始める．これこそが病的過程の存在を物語っている，というわけである．一世紀以上の昔から病的過程の存在が仮定され，それが発生し存在することが内因性精神病であると理解されてきたが，しかしそれが何であるのかは未だに正確にはわからない．だからだと思うのだが，最近は内因性という言葉をあまり使わないようになった．しかし考え方は相変わらずそう大きくは変わらない．

17 | うつ病またはうつ状態

先に述べたように「うつ」というのは極めてありふれた（病的）状態である．これを原因の名前

や，発病機制を示唆する形容語をつけて列挙すると，ほとんど全てのうつ病を網羅できる．

まず脳損傷によるものを「器質性うつ病」という．脳梗塞後に気分の落ち込みを訴える患者がその例である．特に左半球の脳梗塞によるうつ病が知られている．交通事故の頭部外傷後にあらゆる後遺症が消退したが，気分変調だけが長く残っているというような「外傷性うつ病」がある．

「季節性うつ病」というのは，冬季の日照不足が深刻な北欧などによくあるといわれる．しかし日本にも，毎年夏になると具合が悪くなると訴えるうつ病患者がいる．季節変化で全部説明できるわけではないが，季節的要因，あるいは周期性要因が何らかの影響を及ぼしていることが推定される種類のうつ病は確かに存在する．

「退行期うつ病」は，中年初老期に心神の衰えに伴って起こる慢性的なうつ状態である．特に閉経によるホルモンバランスの変化や更年期障害に重なる場合が重要である．妊娠中や産後のうつ病などもホルモンの影響要因が大であろう．「老年期うつ病」は全てがうまくいかなくなる老人のうつ状態である．認知症との鑑別を要する．これらは年齢・加齢要因が大きく関与するうつ病である．

「反応性うつ病」とは，最愛の配偶者が死んだとか，会社の倒産で失業したとか，そういう心因によるうつ病をいう．心因反応としてのうつ病である．一過性の激烈なうつ状態ならば「悲哀反応」といってもよいかもしれない．「刺激 vs 反応」という図式で理解できる．だから反応性うつ病と診断するからには，何に対する反応であるかを明示する必要がある．

「神経症性うつ病」と「抑うつ神経症」はほとんど同義語である．慢性のうつ状態の背景に本人の神経症的な性格や素因の要因が大さく影響している場合である．性格的に明るくない，いわゆる「ネクラ」であるとか．出口の見えない葛藤状況が長く続き，それを建設的に解決できない人格の未熟さが大きな要因であるような場合．自愛的かつ他罰的，たえず愚痴をいって，他者に攻撃的なくせに依存的で，いつまでたってもラチがあかない．身体的不調を訴えるが，内科的検査ではそれ

を裏づける所見が見つからない．時々，狂言的な，あるいは自己顕示的な自殺未遂をやらかしたりする．ため込んだ薬の大量服用後に発見されるなど，演技的手段を弄することも多く，確実に死ぬであろうビル屋上からの飛び降りや，人知れず首を吊るとか，電車へ飛び込むというような，確実性の高い自殺企図はない．神経症的またはヒステリー的な要素が大きいが，主要な訴えが抑うつ気分である以上，うつ病の中に入れてもいいわけである．

18 内因性うつ病

以上のようなうつ病とは異なり，理由もきっかけも明瞭でないのが「内因性うつ病」である．なぜそうなるのか他者に理解不能な抑うつ気分である．この場合は発症における「了解不能性」が重要である．つまり，他に理由も原因も見あたらない抑うつ気分の発現ということである．このうつ状態はしばらく持続してやがて消退するのが普通である．

しかしうつ病は，一度治ってもまたしばらくして再発することがある．それまでの間に「躁状態」または「軽躁状態」を呈する症例がある．このような躁とうつを繰り返すタイプは古代医学でもすでに知られていた．いわゆる「躁うつ病」である．最近の診断基準はこれを「双極性障害」といい換えた．これも基本的に内因性である．

精神病を繰り返すという観点から，この種の疾患を総称して「循環病」ということがある．繰り返しのリズムが，程々に規則的な場合もあり，不規則な例もある．うつ状態だけを繰り返す例が最も多く，うつと躁を交互に繰り返す例がこれに次ぎ，躁病だけの繰り返しは最も少ない．

19 いろいろな躁病

「躁状態」では気分爽快で，全能感・勝利感に満ち，自信一杯．自分ほどえらい人間はないと感じる（自我感情の高揚）．行動が衝動的で軽薄になり，多弁多動，何にでも口をはさみ，後から後から新しい考えが湧き出てくる（観念奔逸）．気

が大きくなり高額の買物や投資をしてみたり，事業を興そうとする．他人の迷惑も顧みずに夜中に長電話したり，長年の友人と大喧嘩したりする．不眠というよりは眠らなくても平気だといって，動き回りしゃべり回る．食欲も性欲も亢進する．全てが楽観的で，家庭も会社もどんどん発展すると思い込む．妄想のレベルになると血統妄想や発明妄想をいだくこともある．

脳器質性の躁病というのはちょっと考えにくい．そもそも身体疾患の場合には躁状態を支えるだけの体力がないだろう．しかし，例えばある種の前頭葉損傷患者には，多幸または軽躁の気分を背景に，言動が軽薄になり，場違いな冗談を連発して周囲の顰蹙を買ったりする諧謔症（Witzelsucht）やモリア（Moria）が知られている．これは基本的には人格変化（性格変化）であるが，軽い躁状態の外見を呈することがある．

躁病も基本的に内因性が多いが，時に反応性の躁病がある．葬式をきっかけにはじまるのが「葬式躁病」である．近親の重症・危篤・死亡，それに続く葬儀と法事，純粋な喪の感情もあれば，強欲丸出しの遺産分捕り合戦もある．長年くすぶってきた兄弟姉妹一人一人の不満や鬱積が，この瞬間に噴火爆発する．このような感情的レベルの問題の外にも，法的な手続や役所への届出というような知的なレベルの問題もある．これらの濃縮された人間葛藤の渦の中に突然に巻き込まれて，夜も眠らせてもらえぬ程のストレスの中で躁病が発病する．こういうのは誰にとっても了解可能であり，反応性躁病ということができる．

20　臨床の現場の違い

最近は災害躁病とかボランティア躁病というような言葉も聞かれる．こういう状況では個人のレベルを超えて社会全体が躁的気分に傾く．そして躁病の問題に限らず，いつも心配することは，自分の臨床的見聞の狭さである．小生自身は葬式躁病も災害躁病も実は臨床の診察室では診たことがない．

総合病院の精神科と単科精神病院の外来とでは臨床経験の内容がかなり異なるであろう．総合病院でも大学病院の精神科へ来る患者はまた違う．総合病院でも外来だけの精神科と入院設備のあるそれでは，さらに異なるであろう．だいたい病院と診療所が異なるし，そもそも医療機関であるか否かで患者の様相が異なってくる．学校の校医や福祉施設の医者の感覚も，病院の常勤医師とは違うだろう．医師の「経験則」なるものの状況依存性，手短にいえば曖昧性＝多義性という外ないものをいやでも意識せざるを得ない．

例えば，刑事施設の中の受刑者の話である．刑務所の無期懲役はうつ状態に，拘置所の死刑囚は躁状態になりやすいといわれている．江戸時代，「市中引き回しの上はりつけ獄門」を言い渡された罪人は，刑場に運ばれて行くまでの間，異常な気分高揚の状態を呈し，しばしば放歌高吟したという．これは「引かれ者の小唄」である．ドイツ語にも「架刑台の冗談」（Galgenhumor）というものがある．反応性の躁状態といえるだろう．

21　すべては多要因性である

以上，うつ病や躁病を例に，精神障害における原因や発症機制の問題に触れてきた．しかし人間万事が多要因的だと思う．いや天地自然の一切が多要因性ではないか．

多くの要因が複雑に絡み合って，ものごとの生成と消滅に関与している．自然科学では，例えばニュートン力学などで，ごく少数の要因が現象を引き起こしていることが明らかになると，美しい納得感を覚えて人は満足する．そもそも実験というものが，要因を単純にしぼって結果を比較する方法である．生物学から心理・社会学へ（神経学から精神医学へ）と進むにつれて，単純な要因だけでは理解不能になっていく．

誰にだって生命の設計図としての遺伝要因があるだろう．心理的な性格要因や生理的な素因の要素もあるだろう．発達を遂げて今に到ったという発生・発達の要因も当然である．過去現在の環境要因もある．それにも自然環境，社会環境，家族環境，職業環境，等々いくらでもあるだろう．未

来に向かって投企しつつ現在を生きている人間には，誰にも予測と判断，見通しと不安の要因がついて回る．何かある状態に到った原因や理由が一つに特定されるというようなことは，まずありえない．数千年前のアリストテレスも事物の原因が常に複数あると考えた．

殺人事件で裁判長は「○○の時点で，△△の理由で，××に殺意をいだき，かつこれを実行した」などという判決文を言い渡す．小生はいつも，人は人をそんなに見事に理解できるものかと感嘆してしまう．

要するに，精神障害の原因論は，常に確からしさの程度において，ある程度の含みを帯びたものであるとしかいいようがない．

22 昇進うつ病と引越うつ病

昭和の終わり頃までだと思うが，昇進うつ病とか引越うつ病とかいう診断（？）がかなりあったように覚えている．現在は日常の臨床ではあまり見かけないような気がする．

会社人間のまじめ男が，係長から課長へ，課長から部長へ，という昇進の後でうつ病になるという話である．降格ならともかく，お祝いのはずの昇進で何故うつ病になるのか．彼はもともと律儀・几帳面・仕事熱心で責任感が強く，常に上司の期待に答えようと頑張り，部下の信望を何よりも大切に思ってきた．他者に対する配慮に富み，頼まれればいやといえぬような情に厚いところがあり，身を犠牲にしてでも仕事に励んで，会社の組織と共同体としての秩序を重んじ，その中で生きてきた．そういう男が昇進すると，それまでの「秩序愛」が維持できなくなってしまう．係長だったときの部下は数名で仕事の範囲も狭く，全てを把握しているという秩序への安心感に満たされていた．昇進すると急に部下も増え仕事の範囲も広がり，自分では完全に把握できなくなる．そこで彼の秩序愛が破綻し，不安感・危機感の方が大きくなってしまう．これによってうつ病へ到るという学説であった．

このような人格傾向は「メランコリー親和型」

とか「執着気質」とか呼ばれた．こういう人はドイツや日本に特に多く，共に目標に向かって追いつけ追い越せという発展途上性に支配されてきたという特徴で共通するという．つまりそういう人格・性格的要因が背景にあって，昇進という心因に反応する形でうつ病になったと理解されたのである．ちょうど昇進の年齢が中年・初老期であり，心身の加齢要因も背景にあるだろう．要因が一つではないということの例である．

女性の場合は，特に主婦の場合，引越を契機にうつ病になることがある．引越も，従来の秩序愛の破綻を意味する．女の引越うつ病は，男の昇進うつ病と同じだというわけである．ちなみにこういうタイプのうつ病には，何よりも休養が必要である．抗うつ薬の効果が比較的良好で，予後は良好であることが多い．

こういううつ病を最近はあまり見かけないように思う．平成不況が続き，会社のリストラが否応なく進んでいる．終身雇用制も年功序列制も崩壊した．会社と仕事への忠誠心も秩序愛も意味が薄くなった．社員の人間関係も希薄となり，昔よくあった会社の慰安旅行も今はない．おかげで地方観光の温泉旅館は軒並み倒産である．引越の前も後も，ご近所のつき合いはほとんどない．会社も地域も，秩序愛の中に包み込まれるほどの濃密な人間関係はどこにも見つからなくなってしまった．そういうことが背景にあるとすれば，なるほどと理解できる気がする．

23 統合失調症の概要

もう一つの「内因性」精神病は統合失調症である．これは基本的に思春期〜青年期に発病する．だいたい 20 才前後が多い．少なくとも 30 才までにはその 8 割が発症するという見解もある．病前はやせ形の体型で，孤独性の性格が多いといわれる．人口の 0.8 ％くらい，つまり 130 人に一人くらいの割で発症する．一卵性双生児の一致率については多くの研究があるがだいたい 50 ％くらいか．それでも明らかに二卵性双生児の一致率よりも数倍高い．つまり遺伝の関与は明瞭だが，

遺伝だけで説明できないことも明瞭である.

この疾患の原因・発病機制については，昔から百家争鳴状態が続いている．脳の解剖学，生理学，感染症，遺伝子，心因論，発達学，社会学，コミュニケーション理論，等々．親が悪い，育て方が悪かったという学説もあるが，関係団体から抗議が出たりする．最も衝撃的な学説は，そもそもこのような疾患は存在しない．家庭・地域・病院・行政などが共謀してこういう病気と患者を存在させているだけだ，という見解である．時には患者すらもがこの共謀に参加しているとまで極言する．こういう思想を「反精神医学」という．1960年代頃，あらゆる境域で学生や若者を中心に広範な反抗的精神が盛り上がった時期があった．その頃にしばしば唱えられたが，最近はあまり聞こえない．しかしこういう学説が存在するということを，臨床家は頭の片隅に置いておいた方がいいと思う．

最近は，この疾患の本性は脳の障害であるという，唯物論的・自然科学主義的見解が優勢である．しかし分からないものは，分からないとしておく外はない．精神医学は控えめでなければならない．こころと体の問題は古代ギリシャ哲学からデカルト的二元論を経て，ベルクソンに到るまで，人類最大の難問である．分からないことを，分かったように強弁することは，信仰の問題であっても科学者のすることではない．これも小生の意見である．

24 統合失調症の発症

発症時の症状はほとんど精神症状である．幻覚妄想，激しい不穏興奮，社会的引きこもりなどで周囲を驚かせ心配させる．患者は著しい不安・恐怖で緊張し，不眠，疲労，消耗，あるいは離人感（周囲にも自己にも現実感がなくなる）を訴える．発病時に患者の精神内界でどのようなことが起こっているかについては，やはりよく分からない．その異常な体験を明瞭な言語で語ってくれる人がほとんどいない．まれにそのような言語表現に秀でた患者がいると，医者は熱心にその話をさせようとする．そうすると患者の話の内容が「できす

ぎ」になってしまうこともある．

少なくとも，何か筆舌に尽くしがたい異常なことが起こっていることは確かである．自分の安全が脅かされて，身に危険が及ぶ．周囲がものすごい迫力で自分に迫ってくる．回りの物事がこの瞬間に全面的に崩壊するように感じる．この世界の全部が滅亡し没落する．これを「世界没落体験」という（この表現はゲルマン神話やワグナー楽劇を連想させて，いささか文学的・浪漫的に過ぎるようだ）．あるいは何か変だ，何かが起こりそうだ（妄想気分），前にいる人がチラとこちらを見たが，あの目つきはボクを殺そうとしているのだ（妄想知覚・妄想着想）．この不安と恐怖で激しく取り乱し，そのまま自殺してしまうこともある（らしい）．何しろ他者の主観の中のことである．しかもこれまでの人生で経験したことのない恐怖を伴う体験であるから，うまく語れないのは当然である．だから小生らには，未だに具体的にはよく分からない．

統合失調症の精神症状について，精神医学の教科書のほとんどは次のように書いている．

幻覚

昔から「対象なき知覚」と説明される．幻聴と幻触（体感幻覚）が多い．幻視は少ない．幻聴は人の話す声で（幻声），たいていは自分を責め，批判・非難する内容である．自分に語りかける幻声に実際に答える患者がいる．この場合，周囲には独語にみえる．

妄想

合理的でない内容の訂正不能な確信である．被害妄想が多い．迫害・追跡・被毒・注察妄想などは被害妄想のバリアントであろう．恋愛妄想とは，自分が愛されているという妄想である（そもそも恋愛とはその本性からして妄想的である）．相手が自分の所に来ないのは邪魔するヤツがいるというように被害妄想化する．必ずしも被害的とは限らない妄想もある．宗教妄想，血統妄想，誇大妄想などである．

自我意識障害

自己を行為の主体として感じられない異常である．思考奪取（自分の考えが他者に奪われる），

思考吹入（何者かに考えを入れられたと思う），思考伝播（他者に伝わってしまう），思考察知（他者に知られる）などがある．被影響体験とは，自分が行う行為を，させられていると感じる異常体験．「させられ体験」ともいう．このような「主体性」の障害が統合失調症に特有であるといわれている．

思考・連合障害

ものを考えることの筋道を思路という．思考が突然に停止するのが「思考途絶」．思考が非連想的になる，つまり無関連な物事が思考の中に現れて，行為にまとまりがなくなるのが「連合弛緩」．ひどくなると行為が完全に支離滅裂になる「滅裂思考」．無関連な単語の羅列を話す「言葉のサラダ」．

自閉性

自分の内的世界に閉じこもり，外界との接触が乏しくなる．社会的にも引きこもる．これを主要症状とする統合失調症を「破瓜型」という．妄想を主要症状とするタイプは「妄想型」である．

精神運動性興奮・昏迷

精神運動性の概念はちょっと分かりにくい．心理的な「意志」から生理的な「運動」を引き起こし，両者を媒介する精神生理学的過程とでもいおうか．この障害が不穏・興奮，保続・反復・常同症，発動性欠如・昏迷，模倣・反響症状（反響言語，反響行為など）であり，古典的には「緊張病症状」と呼ばれた．これを主要症状とする統合失調症を「緊張型」という．これで統合失調症の主要3類型がそろったことになる．

情意の鈍麻

感情が平板化し，喜怒哀楽の微妙な動きが鈍化する．意欲も低下し，終日何もせずに無為好褥な状態を続ける．これを最近は陰性症状という．

症状は，あって当然の機能がなくなった状態をいう．特に感情と意欲の面についての用語である．一言でいえば，情意（感情と意欲を合わせて）の鈍麻・平板化である．

幻覚や妄想などの陽性症状は，抗精神病薬の効果が良好である．患者はちょっと薬を服用すれば，幻覚妄想が薄れるか消える．しかし陰性症状はなかなか薬が効かない．慢性の統合失調症患者では，むしろ陰性症状の方が主要症状ということが多い．

陰性症状を主とする慢性統合失調症患者の場合，喜怒哀楽の反応がなくなるわけではないが，いつもぼんやりして反応が鈍い．一日中寝床にいて，何かをしようという意欲が出ず，家族とも話をしようとしない．人格全体に緊張感が低下し，精神の肝腎な点にしまりがない．そういう印象を，昔の精神科医は認知症の文脈で理解しようとした．この病気は最初は「早発性痴呆」と呼ばれたし，この状態は「欠陥」状態などともいわれた．何か精神の一部が欠けてしまったというイメージであろう．あるいは，人格水準が低下したともみなされた．人格とは精神諸機能を最高次の段階に統合する崇高なる何者かであって，この障害があると，それらの諸機能がだらしなく弛緩してしまう，という感じであろう．つまりこの病気は，ただの気の迷いや「こころ」のレベルの病ではなく，認知症と同じように脳が崩壊してゆく病的過程であるという理解の根拠の一つになったのであった．これはこの疾患の歴史的な背景である．昔はそう考えられたということである．最近はというと，脳の病気だという見解・学説が優勢であるが，本性が認知症であるとは考えない．何なのかと聞かれると，実はよく分からないとしか，やはりいいようがないのである．

25 陰性症状について

神経・精神症状を「陽性 vs 陰性」に二分するのは，英国の偉大な神経科医・ジャクソンの思想に由来する．統合失調症における陽性症状とは，あってはいけない病的状態のこと．幻覚妄想その他の精神症状はほとんどが陽性症状である．陰性

26 病識・病感について

自己の病気に対する患者自身の認識を病識，病気だという感じを病感という．最初に少し触れたように，精神医学における病識の問題は常に困難でありかつ重要である．躁病や認知症は，ある程度重篤になると必ず病識が欠如する．統合失調症

の場合も，重症時には病識が欠如する．軽症になれば病識が出てくる．病識欠如の患者は，当然，精神科の診察も治療も拒否する．精神科医療に強制性が伴うのは，ほとんどひとえにこのためといってよい．最近は人権問題もあって，強制的医療を可能な限り忌避する傾向が高まっている．そこで統合失調症の患者といえども病識がないわけではないのだという論調が強くなっている．昔は統合失調症患者は病識に欠けると断言してはばからなかった．患者に向かって「あなたは病識がありますか」と質問してもあまり意味はない．病識の有無は対面した医師の主観的印象の要素が大きいように思う．アンケートとかチェックリストとか，そういう方法が科学的だと思って実行している医師もいるが，基本的に精神科医の主観的な判断であるとしかいいようがない．

　統合失調症が慢性化して，それでも社会の中で何とか適応して生活している患者の中には，妄想と病識の両方が場面場面に程々にあって，「それはそれ，これはこれ」とうまい具合に調和している人が多い．そういう目で見ると「健常者」も同じだなと思う．

27 統合失調症の軽症化

　統合失調症が軽症化しているという話を聞く．実際に自分の臨床経験を省みても，30年前には激しい幻覚妄想状態とか，不穏興奮で大暴れするとか，そういう統合失調症患者を時々見たように記憶している．何年も引きこもって顔全体が隠れてしまうほどの長髪になっているとか，一日中同じ行為を繰り返す，同じ姿勢のままでいる，というような緊張病症状を呈する患者もいた．そういう重症患者を最近見かけない．

　小生の臨床活動の範囲は，過去現在に渡って狭いものだから，安直な一般化はできない．しかし他に聞いても同様な感想を持っている精神科医が少なくない．統合失調症に限らず，激烈な精神症状が少なくなったともいわれる．ヒステリーも軽症化していて，長時間に渡って手足のけいれんを続けるような症例などもまず見かけない．都市化

するということが，多様な価値観を認め合うということならば，相当な変人でも目立たず生きやすい時代になったのかもしれない．

　その代わりに，ストレスに対する耐性が弱くなったのだろうか．職場での葛藤で仕事が続けられなくなったというようなケースが数多く外来へやってくる．こういうのを「新型」うつ病だという医者もいる．個人の耐性の問題なのか，実際にストレスが大きいのかは，意見の分かれるところだろう．

　統合失調症は将来なくなるという人がいる．この疾患の本性の一つとしての，特有の自我意識障害を考えると，自我なるものが現在の形に成立したという近代以後の疾患であるという考え方も成立するだろう．させられ体験などは行為の主体の消失または希薄化である．誰も彼も主体を持って生き始めたのは，フランス革命以後のことである．こんな荒っぽい図式化にもなにがしかの意味があるとしたら，近代の終焉と共に，将来，統合失調症がなくなるという予言も笑い話ではないかもしれない．あるいはそんな風に考えるのは，日本の中途半端な知識人がしばしば陥る「近代的自我」神話の呪縛から逃れられない，というだけのことかもしれない．過去現在未来に渡って，多少ニュアンスを異にするだけで，統合失調症に相当する病気は存在し続けるであろうという考え方もできる．

28 神経症について

　神経症（ノイローゼ）という語が最初に使用された時は，確かに脳神経の病気だと思われた．現在では「神経」の病気とはみなされない．だから米国の診断基準（DSM）にはこの語は出てこない．しかしWHOの診断基準（ICD）では使用する．実際の臨床現場では，この病名は患者と医者の双方にとって非常に使いやすい．

　神経症患者は，不安や抑うつなどの主観的症状を慢性的に訴える．この愁訴の背景には，性格や素質の問題が大きく介在し，その上で心的葛藤に由来することが多い．結果として，生活や職業に

おける不適応が生じる．しかしその愁訴には症状に見合う身体的基盤が見いだされない．しかも精神病のように人格全体に障害が及ぶことはない．健常者にも何らかの神経症的な要素が見られる．

周知のように神経症にはいくつかの病型がある．不安を主訴とする不安神経症（パニック障害），神経症性うつ病として述べた抑うつ神経症，強迫観念・強迫行為を訴える強迫神経症，各種の恐怖症（閉所・不潔・高所・尖端恐怖など），病気でないのに病気だと訴える心気症，心身の現実感の喪失を訴える離人症，心的エネルギーが低下し疲労感や無力感を慢性的に訴え続ける神経衰弱．

神経症は，軽ければ「悩み」の類であり，重ければはっきりとした「病気」に見える．精神病のように人格全体を巻き込むことはないが，重症の場合は生活が破綻する．不安には抗不安薬がよく効くことが多い．神経症性の抑うつは薬の効きが悪い．強迫に対しては，薬はほとんど効かない．強迫症状に著効するといって薬が発売されることもあるが，多少ましという程度で，実際に患者に喜ばれた経験はほとんどない．

29 ヒステリー

ヒステリーも神経症の一つに位置づけられる．よく知られているように，昔は子宮の病気とされた．単純化して割り切れば，意識的に病気を演ずるものを詐病，無意識的に表現するものをヒステリーという．意識内容という他者の主観を問題にしているのであるから，この鑑別は時に難しい．デジタル的分離というよりは，アナログ的連続をイメージした方がいいように思う．つまり病気かそうでない（詐病）か分からぬことが多い．

「転換」型は，症状として身体的機能障害を呈するものをいう．知覚麻痺や過敏，盲や聾，けいれんや麻痺，失声など．「解離」型は，精神的機能障害を呈するものをいう．意識・人格の統合喪失であり，具体的にはもうろう状態，多重人格，健忘（全生活史健忘など），離人症，遁走（失踪）などがある．

ヒステリーは特有の性格を背景に発現するとい

われている．言動が派手で，話しぶりには感情を強調する要素が多く，自己顕示的，あるは演技的ですらある．そういう性格を背景に何らかのヒステリー症状を表現した場合には，疾患へ逃避しているとか，疾病による利得があるという解釈が可能なことがある．聾や盲を表現した患者の状況を調べてみると，なるほど「聞きたくはなかろう」，「見たくはなかろう」というような共感を覚えることがある．

診断の上で重要なことは，当然あるべき神経症状や身体症状を欠くことである．意識消失状態が続いているのに，脳波が正常だというような具合である．だからヒステリー研究は精神科医の仕事であるのは当然だが，歴史的には神経学者の寄与が大きかった．

30 精神科の役割

ここで話題として取り上げねばならぬテーマは，まだまだ沢山あるのだが，予定紙数も大分超過したので，適当な所でやめねばならない．心因反応，PTSD，アルコール症，中毒の話，人格障害と性格異常，発達障害の話，老人の認知症，頭部外傷の精神医学，成年後見制度，強制入院の話，みんな別の機会に譲らざるを得ない．

この稿は総合内科または総合診療科における精神科の役割についての話をメインに述べることを要求されている．我田引水的な物言いをして恐縮だが，精神科の医療またはその考え方は，総合診療科の存在理由にかかわる程に枢要にして不可欠な項目である．疾病の専門的な医療が必要だとか，その診断が重要だとかいうならば，それぞれの専門家の秀才に任せればいい．そういう専門家はどこにもいる．だがしかし，医療することにどんな意味があるのかとか，この患者はどのように治療または処遇するのが適切であるのかとか，家族と患者のご希望に齟齬があればどうしたらいいのかとか，そういう問題を突きつけられたときに，医学の狭い専門分野の秀才は返答に窮することが多いだろう．そういう問題意識は特殊でも何でもない．もう最初の外来診療の時点からついて回って

いるのである．専門家ほど，こういう問題を「哲学的」といって，敬遠するか軽蔑してきた．これは不幸な歴史であったとしかいいようがない．

　端的にいえば，これらは「価値」の問題なのである．何が良いか悪いか，何をすべきで，何をすべきでないか．そういう価値の問題である．そしてそういう価値の問題は，「科学」は相手にしない．価値の問題を相手にしないところに科学の栄光があった．そして医学が数百年前に科学になってしまってから，極端に言えば医学は「没落」してしまったのである．本来，医学は科学を超えるものである．医学が科学であったら，生物学の一分野であればいいだけのことだ．医学の専門化が進むほど，そういう傾向が顕著になる．

　こういう問題に常に本質的な疑義を投げかける存在が精神科であった．

31 | 時代がどんどん流れてゆく

　時代と共に症状や疾患に変化が生じているということは，身体科の先生もお認めになるだろう．しかしあくまでも理屈にあった科学の中の話だろうと思う．精神科の中のそういう変化はちょっと違うようだ．派手で重篤な精神症状が減少してほとんど消えかかっているという話は既にした．

　その代わり，何だか自分を傷つけているような，自分の価値が希薄になっているような，「私」なんかどうでもいいような，そういう症状や現象が目に付くようになった．自殺の問題は極端だとしても，増えていることは間違いない．リストカットを含めた自傷，摂食障害と呼ばれるようになった拒食症の問題，登校拒否や出社拒否も含む引きこもり問題，自分が産んだ子供を虐待するとか，夫婦が傷つけ合うとか，色々な問題が噴出している．医師も病院もどうしていいか分からぬ時代である．

　精神科医もどうしていいか分からないことには変わりはない．ただ分かっていることは，今が「人権」の時代だということである．人権侵害といわれたらお終いである．こういう時代は昔もあった．尊皇攘夷と言わなければ斬り殺された時代もあった．八紘一宇だの五族共和だの言わなければ一人前に認められない時代もあった．攘夷攘夷と言っていたら開国してしまい，平和平和と言っていたら戦争の深みにはまった．今，人権人権と言っているうちに，何だか妙に一人一人の人間としての価値の意識が低くなっているような気がしてならない．昔は喰うためにモカサカ働かざるを得なかった．子供が家にいればやたらに働かされた．言うことを聞かなければぶん殴られた．生きるということを，頭で省みることなく，体でもってわき目もふらず生きるという以外なかった．そういう野蛮なことが，この人権の時代にはなくなった．まことに結構なことであった．しかし今思うとこの野蛮さには，妙に人間的な何かがなかったか．

　別に結論は出ない．いや，出せないのである．ただ，我々はこれからも悩み続けるだろう．医学が科学に収束しない限り．そして，精神科医は出しゃばらないが，何かあったらお話をしましょう．いつでもおいで下さい．

（波多野和夫）

第 6 章
周辺疾患診療の動向

Ⅰ．皮膚科疾患

頻度が高く初期対応が重要な疾患である薬疹と帯状疱疹を取り上げる.

1 | 薬疹

薬疹とは体内に摂取された薬剤やその代謝産物により誘発される皮膚・粘膜の発疹である. 原因薬としては抗生物質や消炎鎮痛薬などの頻度が高く, 薬剤ごとに好発病型があることが知られているが, 薬剤や個体側の反応性によりあらゆる皮疹型を取りうる. 発疹を診断する際には常に薬疹の可能性を考え, 薬剤歴を詳しく聴取する必要があり, 治療は原因となる薬剤を中止することが最も重要である.

様々な薬疹の中でも重症型薬疹とされるStevens-Johnson 症候群 (SJS) と中毒性表皮壊死症 (TEN) について解説する.

1. Stevens-Johnson 症候群 (SJS)

同義語：粘膜皮膚眼症候群, 皮膚粘膜眼症候群

(1) SJS とは

全身の皮膚に紅斑・水疱・びらんが出現し, 眼や口唇, 外陰部などの粘膜に病変をみとめ, 高熱などの全身症状を伴うものをいう. 多くは薬剤が原因で発症し, TEN に発展することもある.

(2) 診断基準

a. 主要所見（必須）

①皮膚粘膜移行部（眼, 口唇, 外陰部など）の広範囲で重篤な粘膜病変（出血・血痂を伴うびらん等）がみられる.

②皮膚の汎発性の紅斑に伴って表皮の壊死性障害に基づくびらん・水疱を認め, 軽快後には痂皮, 膜様落屑がみられる. その面積は体表面積の 10％未満である. ただし, 外力を加えると表皮が容易に剥離すると思われる部位はこの面積に含まれる.

③発熱がある.

④病理組織学的に表皮の壊死性変化を認める.

⑤多形紅斑重症型およびブドウ球菌性熱傷様皮膚症候群を除外できる.

b. 副所見

①紅斑は顔面, 頸部, 体幹優位に全身性に分布する. 紅斑は隆起せず, 中央が暗紅色のflat atypical targets を示し, 融合傾向を認める.

②皮膚粘膜移行部の粘膜病変を伴う. 眼病変では偽膜形成と眼表面上皮欠損のどちらかあるいは両方を伴い両眼性の急性角結膜炎がみられる.

③全身症状として他覚的に重症感, 自覚的には倦怠感を伴う. 口腔内の疼痛や咽頭痛のため, 種々の程度に摂食障害を伴う.

④自己免疫性水疱症を除外できる.

診断

　副所見を十分考慮の上，主要所見5項目を全て満たす場合，SJSと診断する[1].

(3) 症状

　高熱，全身倦怠感，関節痛，筋肉痛などの全身症状とともに，急速に多形紅斑が出現する．典型的な多形紅斑は中央に暗赤色あるいは紫斑を伴い，周囲に浮腫により白く見える部分，その外側に紅斑が取り囲む標的状（ターゲット状）あるいは虹彩状の外観を呈するが，SJSでは水疱や出血，びらんを伴うことが多く，典型的なターゲット状多形紅斑とは異なる．また眼病変は治癒後も失明など重い後遺症を残すことがあるため専門医との連携が重要である.

(4) 治療

　原因に薬剤が疑われた場合は直ちに中止・変更し，ステロイド全身投与を行う.

2. 中毒性表皮壊死症（toxic epidermal necrolysis, TEN）

　同義語：Lyell型薬疹

(1) TENとは

　主に薬剤摂取により，発熱を伴って全身に紅斑や水疱を形成し，著明な表皮壊死や剥離を生じる重篤な疾患である.

(2) 診断基準

a．主要所見（必須）

　①広範囲に分布する紅斑に加え体表面積の10%を超える水疱・びらんがみられる．外力を加えると表皮が容易に剥離すると思われる部位はこの面積に含める.
　②発熱がある.
　③以下の疾患を除外できる.
　・ブドウ球菌性熱傷様皮膚症候群
　・トキシックショック症候群
　・伝染性膿痂疹

　・急性汎発性発疹性膿疱症
　・自己免疫性水疱症

b．副所見

　①初期病変は広範囲にみられる斑状紅斑で，その特徴は隆起せず中央が暗紅色のflat atypical targetsもしくはびまん性紅斑である．斑は顔面，頸部，体幹優位に分布する.
　②皮膚粘膜移行部の粘膜病変を伴う．眼病変では偽膜形成と眼表面上皮欠損のどちらかあるいは両方を伴い両眼性の急性角結膜炎がみられる.
　③全身症状として他覚的に重症感，自覚的には倦怠感を伴う．口腔内の疼痛や咽頭痛のため，種々の程度に摂食障害を伴う.
　④病理組織学的に表皮の壊死性変化を認める.

診断

　副所見を十分考慮の上，主要所見3項目を全て満たすものをTENとする[2].

(3) 症状

a．SJS進展型

　TENの多くはSJSから進展したものである．全身にまばらに生じた紅斑が次第に多発融合し拡大し，水疱からびらんとなる．また口腔粘膜には高度のびらんが生じ，咽頭痛や全身倦怠感などの全身症状がみられる（図6-1）.

b．びまん性紅斑進展型

　原因薬剤を摂取した後2から3日中に発熱を伴って急激に全身が潮紅し，表皮が容易に剥離する（図6-2）.

(4) 治療

　直ちに薬剤を中止しステロイド全身投与ならびに熱傷に準じた全身管理を行う.

2 ｜ 帯状疱疹

1. 帯状疱疹とは

　帯状疱疹は神経節に潜伏感染している水痘・帯

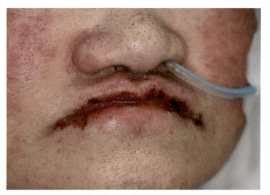

図 6-1：口唇に痂皮を伴うびらんをみとめる

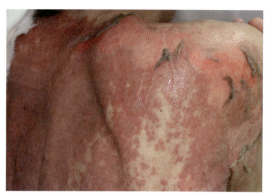

図 6-2：体幹の広範囲に紅斑，一部びらんをみとめる

状疱疹ウイルス（varicella-zoster virus：VZV）の再活性化により発症する．一定の神経支配領域に一致して集簇した水疱が帯状に配列し神経痛様の疼痛を伴うことが特徴で，一般には 3 週間前後で治癒する疾患である．しかし，後遺症として帯状疱疹後神経痛や運動麻痺，瘢痕などが残る可能性があり注意が必要である．

2. 症状

（1）皮膚症状

通常，左右どちらか一方の神経支配領域に一致した皮膚に，粟粒大～小豆大の小水疱が集簇してみられる．発疹の出る数日～1 週間ほど前より，神経痛様の疼痛や知覚異常といった前駆症状を伴うことが多く，その後同部に浮腫性紅斑，続いて紅斑上に丘疹が出現する．丘疹は間もなく小水疱になり，その後黄色に混濁し軽微な外力でびらんとなり，やがて痂皮を形成する．その後，痂皮が脱落し，全経過として 2～3 週間で自然消退する（図 6-3，図 6-4）．

（2）神経症状

疼痛等の神経症状は発疹出現に先行し数日から 1 週間ほど前から現れることが多い．痛みのピークは皮疹が出てから 7～10 日後で，多くは皮疹の治癒とともに消失する．しかしながら，皮疹の治癒後も神経痛が持続することがあり，帯状疱疹後神経痛（PHN）と呼ばれる．帯状疱疹後神経痛は高齢者に多くみられ，強烈な痛みを伴うこと

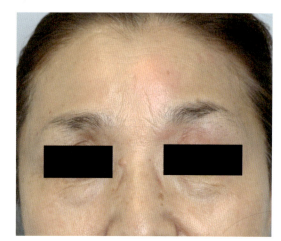

図 6-3：左上眼瞼，額に浮腫性紅斑をみとめる

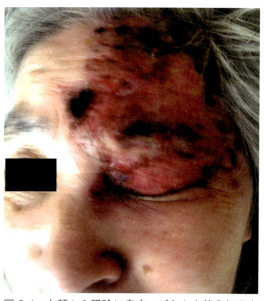

図 6-4：左額から眼瞼に痂皮，びらんを伴う紅斑をみとめる

もあり，ペインクリニックの対象となる．

(3) 特殊な病型
a．汎発性帯状疱疹
典型的な帯状疱疹の出現後4～5日して，全身に水痘に似た小水疱が汎発するもので，帯状疱疹病変部で増殖したVZVが血行性に全身に散布されて生じる．

b．眼合併症
三叉神経第1枝領域の帯状疱疹では結膜炎や角膜炎などの眼合併症を認めることがある．特に鼻背部に帯状疱疹を認めた場合は高率に眼合併症を伴う．

c．Ramsay Hunt 症候群
外耳道や耳介の帯状疱疹で，末梢性顔面神経麻痺や内耳神経障害を伴うことがある．膝神経節の浮腫が顔面神経を圧迫することにより発生すると考えられる．まれに水疱を形成せず顔面神経麻痺のみが発生する場合もある（図6-5）．

3．治療
急性期の疼痛を緩和し，合併症や後遺症を残さないようにすることを目標とする．

発症早期に抗ウイルス薬を使用することで急性期の症状を軽減し，後遺症の発生予防も期待できる．ただし一般的に抗ウイルス薬は腎機能への負担が大きく，過量投与による腎機能の悪化，神経症状の発現などが知られており，患者の腎機能により投与量を調整することが必要である．鎮痛に

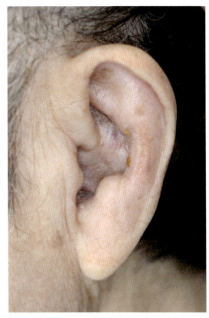

図6-5：Ramsay Hunt症候群　耳介に水疱をみとめる

はアセトアミノフェンやビタミンB_{12}などが用いられる．PHNに対してはプレガバリンや抗うつ薬内服，神経ブロックなどが行われる．また，入浴やシャワー浴で患部を温めると除痛効果が期待できる．

文献
1) 難病センター．Stevens-Johnson症候群．http://www.nanbyou.or.jp/ から引用
2) 難病センター．中毒性表皮壊死症．http://www.nanbyou.or.jp/ から引用）

（古田未征）

6. 周辺疾患診療の動向

Ⅱ. 感 染 症

"感染症"といったとき，あなたは何をイメージするだろうか？

やはり，発熱をイメージする人が多いのではないかと思う．しかし，発熱＝感染症でなく，感染症＝発熱でもない．確実に言えることは，感染症を疑わない限り，感染症の診療は始まらないと言うことである．「熱がでたら，とりあえず，解熱剤で様子見て，それでも熱が続けば，とりあえず，抗生剤を開始，それでも解熱しなければ，レントゲンや，細菌検査……」といった診療は厳に慎みたい．

1 感染症をいつ疑うか？

1. 発熱は感染症を疑う重要なサイン

成人では 38℃以上で敗血症の疑いがある．絶対値だけでなく，平素の体温からの変化が重要である．平熱より 1.5 ～ 2.0℃高ければおかしい．

2. 低体温（成人 36℃未満）も，敗血症を疑うサイン．

低体温も相対的変化が重要，平素の体温より 1.0℃低ければ，おかしい．

3. 発熱がなくても重篤な感染症のこともある．

(1) 発熱・低体温の他に敗血症・感染症を示唆する所見．

- 頻拍（成人 90/min 以上，または平素の脈拍より 20/min 以上多い）
- 頻呼吸（成人 20/min 以上）
- 意識・精神状態の変化
  昏睡状態，失神発作はもちろんのこと，平素と違って落ち着かない，不機嫌，興奮，話がかみ合わない，何か変な人と感じるなどで，敗血症・感染症を疑う．
- 著明な浮腫・逆に脱水

- 血圧の変動（平素と比べて低下，あるいは上昇）
- 腸管蠕動音の消失（イレウス）
- 細血管再充満時間の延長，皮膚斑点形成

(2) その他感染症・敗血症を示唆する症候

- 悪寒・戦慄：敗血症に特徴的所見．このとき血培を採ると陽性率が高い．
- 痛み：非局在性の痛みは播種性感染・敗血症を，局在性の痛みは感染巣を示唆する．
  ▶非局在性の痛み，全身のなんとも言えない痛み：全身的筋肉痛・関節痛
  ▶局所の痛み：局所の筋肉痛・関節痛，頭痛，眼窩後痛，耳痛，頬部痛，咽頭痛，胸痛，背痛，腹痛，腰痛
- 活気低下：高齢者では，活気の低下が唯一の所見のこともある．しかし，重症感染でも意外に元気そうに見えることもあるので，注意を要する．
- 食欲低下：感染症の重要なサインである．「食べてます」と言っても実際には摂取量が減っていることもあるので注意
- 歩行困難：神経学的異常のない急な歩行困難は，感染症・敗血症のことがしばしば．
- 嘔吐・嘔気：胃腸炎に限らず，敗血症の症状として出ることもある．髄膜炎も鑑別を要する．感染症以外でも，脳血管障害，心筋梗塞などで嘔気・嘔吐が唯一の症状のこともあるので注意を要する．
- 発汗：盗汗は夜の微熱のサインだが，自覚されないことが多い．目覚めたときの皮膚・衣服・寝具の湿りを訊く．
- 体重減少：亜急性／慢性感染では食べていても体重が減ることがある．
- けいれん：中枢感染の唯一の症状のこともある．重症感染に伴う電解質異常でも生じる．
- 脳神経障害：視力障害，聴力・平衡覚障害などが唯一の症状の髄膜炎もある
- 認知機能低下・性格変化：結核性髄膜炎など亜

Ⅱ．感染症

急性／慢性髄膜炎は，炎症所見に乏しく精神疾患と混同されることもある．

- 呼吸器症状を欠く呼吸器感染，消化器症状を欠く消化器感染，尿路症状・CVA-knock pain を欠く尿路感染，いずれも稀でない．触診，聴診，喀痰・便・尿の肉眼・検鏡所見と画像と総合判断する．
- Silent な感染症：副鼻腔炎，腸腰筋膿瘍，椎間板炎，骨髄炎，肝膿瘍，子宮瘤膿腫などは自他覚所見を欠くことしばしばである．Focus 不明の場合，積極的に画像診断を行う．

4．重症敗血症を示唆する他覚所見

- 乏尿：2 時間，十分量補液しても尿量＜ 0.5 mL/Kg/Hr
- 血圧低下収縮期血圧＜ 90 mmHg，または平素から 40 mmHg 以上の低下
- 頻呼吸（＞ 25/min）・SpO_2 低下（＜ 90％）：呼吸状態の悪化を評価するのに，呼吸数の方が SpO_2 よりも鋭敏である．肺における酸素化が障害されると，まず頻呼吸により代償され，それでも補えないとき SpO_2 が低下するからである．SpO_2 正常でも，おかしいと思ったら血液ガスを取る．
- 紫斑（皮下出血）・出血傾向．
- 黄疸：眼球結膜を注意深く観察する

5．重症感染症を示唆する検査所見

- WBC 数・分画：WBC 数増加・減少（＞ 12,000/μL・＜ 4,000/μL），Neutrophil の％ないし，実数の増加・減少は重症感染症を示唆する．両者絶対値より相対的変化が重要である．WBC 数 7,000/μL でも，平素 3,000/μL なら危険なサインであり，4,000/μL でも，平素 8,000/μL なら極めて危険なサインである
- 末梢血液像の目視：重症感染症の早期発見に極めて有用．WBC 数，Neutrophil ％・実数，CRP 正常内でも重症感染症のことも稀ではない．Band（Stab）桿状核球の増多（≧ 10％），幼若球の出現，好中球中毒顆粒の出現が唯一の

所見の重症感染も時折ある．

- CRP・プロカルシトニン（PCT）：CRP は感染初期や compromised host では上昇しないので過信してはならない．PCT は感染早期から上昇し CRP よりも鋭敏だが，PCT 陰性でも，細菌感染はありえ（偽陰性），非細菌性炎症でも PCT 陽性を示し（偽陽性），絶対ではない．
- 呼吸数・乳酸・BUN・Cr・Na・血糖・LDH
  ▶ 重篤な感染症では，高度炎症のため血管透過性亢進・毛細血管拡張を来し，循環血漿量・血圧の低下を来す．血中アルブミン消耗により，血漿浸透圧が低下し更に循環血漿量が減る．生体は鉱質・糖質コルチコイドを分泌し血中の糖・Na を増加させ，血漿浸透圧を保ち循環血漿量を保持し，カテコールアミンを分泌し末梢血管を収縮させ血圧保持の方向へ反応する．
  ▶ これらの代償が破綻すると，腎血流が低下し BUN・Cr が上昇する．
  ▶ 乳酸の上昇は重症感染症患者の死亡率と極めてよく正の相関を示す．末梢組織の血流が維持出来ず，Hb による組織の酸素化が困難になると，細胞内エネルギー産生はミトコンドリアでの酸化的リン酸化から解糖系へシフトし，乳酸が生成し細胞内アシドーシスが進み細胞内の正常な酵素反応が障害されるからである．
  ▶ 腎における酸の排泄低下・組織での乳酸生成が相俟ち，代謝性アシドーシスが進行する．これを生体は頻呼吸により代償しようとする．それ故，呼吸数はひとり酸素化の指標でなく，アシドーシスを示唆する極めて重要な指標である．頻呼吸時，乃至，重症感染症を疑うときは必ず"乳酸を含む血液ガス"を測定する．
  ▶ 低血糖・低 Na は極めて危険なサインである．感染症の激しい炎症では，血糖・Na は上昇するのが正常な反応だが，この代償機構が破綻すると逆に血糖・Na が低下するからである．
  ▶ 組織の酸素化障害が進行し細胞破壊が起これば LDH が上昇する．
- PLT・fibrinogen・AT-Ⅲ・FDP・D-dimer・

TAT：炎症と PLT・凝固系活性化のカスケードはリンクしており，重症感染症ではしばしば DIC を合併する．炎症下，PLT・Fibrinogen が増加するのは自然の反応である．PLT・Fibrinogen が増加しないのは血栓・凝固の進行を示唆する．血小板産生を消費が上回り初めて PLT が減少する．FDP/D-dimer は 2 次線溶が生じて初めて上昇する．Thrombin が生成するとき AT-Ⅲ・Fibrinogen が必ず消費されるので，両者は DIC の鋭敏な指標である．感染症の DIC では凝固亢進・線溶抑制の状態にあり，FDP・D-dimer の上昇が乏しいことも稀でない．この時，Fibrinogen・AT-Ⅲの低下，TAT 上昇が有用である．いづれも経時変化が重要である．

6. どういうとき結核を疑うか？

結核は今でも重要な感染症である．入院患者では，患者間のみならず，医療スタッフ，家族・見舞客などの接触者への感染拡大のリスクがあり，見落としたくない感染症である．

- 2 週間以上遷延する咳（咳のない結核もしばしばである）
- 遷延する微熱（高熱のこともある．平熱のこともある）
- 盗汗
- 体重減少
- 抗生剤治療に反応不良の発熱または肺炎
- ニューキノロン（クラビットなど）で，解熱したが，胸部陰影の引きが悪い
- 健常人にも，コンプロマイズド・ホストにも，若年者にも，高齢者にも起こる
- ステロイド，免疫抑制薬，抗がん剤，生物学的製剤投与患者では特に注意
- **胸部 X 線の特徴**

結核は空気感染によって起こり，経気道的に散布する．細胞内寄生菌であり，マクロファージ内で増殖し，感染細胞をマクロファージ・類上皮細胞等が取り囲み肉芽腫を形成する．さらに中心部が乾酪壊死を起こす．

通常の肺炎は肺胞腔への浸出液貯留であるのに対し，結核病巣は細胞の集塊であり，X 線呼吸が大きく，濃度の高い，所謂「硬い」粒状影を形成する．粒状影が集簇・拡大すれば結節を形成し，壊死部が脱落すれば空洞を形成する．

胸部陰影を欠く / 検知しにくい結核

- 喉頭・気管／気管支結核：胸部レントゲン・CT で検知出来ない．
- 肺尖・下葉上部（S6）の陰影：骨や血管に隠れ検知しにくい．
- 粟粒結核の初期：CT でも陰影を検知出来ない．

- 硬い陰影（逆にすりガラス影のこともある）．
- 上葉／上区，下葉上部（S6）の陰影：空気感染なので換気が多い部位に病巣を作りやすい．しかし下肺優位の結核もある．
- 小葉中心性粒状影・樹枝状影（Tree-in-Bud Appearance）：気道散布性に肉芽腫が進展していることを反映する．
- 結節・空洞・病巣周囲の散布像（daughter lesion）
- 病変内部での牽引性気管支拡張
- ランダムな粒状影：粟粒結核の初期は CT でも陰影が見えない．ミクロレベルの肉芽腫は CT でも検知出来ないからである
- 血管影の不明瞭化・網状影：単純レントゲンでは，粒状影としては見えず，血管影が不明瞭で気付くことがある．
- 結核の陰影は，なんでもあり．普通の肺炎（浸潤影）や，間質性肺炎（すりガラス影）に見えて結核のこともある

- 胸部陰影がある患者，陰影がなくとも咳の遷延がある入院患者では 1 回は喀痰抗酸菌検査を行う．
- 結核疑い患者の入院は陰圧個室管理（なければ換気の出来る個室）とし，医療スタッフ，見舞いの人は N95 マスク対応とする．
- 結核を疑うときは，3 日間連続で喀痰の抗酸菌検査（塗抹集菌蛍光法，抗酸菌集菌培養，Tbc-PCR）を行う．喀痰の質の評価のため同一検体でグラム染色をオーダーする．但し喀痰

3日間抗酸菌塗抹検査陰性は決して結核を否定するものではない．わが国の肺結核新規発症患者の3分の1は塗抹陰性である．PCRは塗抹よりも検出率がよいので，肺結核を疑うものではPCRも反復する．PCRでも培養でも検出できない結核もある．組織診で診断することもある．しかし，最も重要なのは，画像と臨床症候の経過である．

- 喀痰が出ない，出ても唾液様のときは，朝空腹時に胃液検査を行う．正確には胃液ではなく睡眠中に嚥下した痰が胃に貯留したものを検査するものである．それ故，胃液らしくない白濁・粘稠な検体が良い検体である．検体はなるべくたくさん採取するのがよい．採取にはチューブの先の方にたくさん穴があいた散布チューブを用いる．体位を変えながら採取すると収量が増す．
- 抗酸菌の塗抹検査は集菌蛍光法が標準法で感度が良い．しかし，設備上，院内で実施できない施設も多い．急ぐときは，厚層塗抹を作ってZiehl-Neelsen染色を行う．
- 結核菌特異的 Interferon-Gamma Release Assays（IGRA）：Quantiferon（QFT）・T-SPOTもある程度有用．既感染で陽性になる場合がある．免疫抑制者では，偽陰性になることもあるので注意．One pointの判定結果より，実測値の経時的変化が有用な印象である．

2 感染症を疑ったらどうする？

1. 何かおかしいと思ったら，まず，抗生剤投与前に，細菌学的検査3点セット（血液・喀痰・尿）＋Focusの検体採取！

- 血液培養は2セットが基本：検出率の向上，コンタミと感染の区別に有用
- 喀痰塗抹・培養（咳がなくても，生食または3％食塩水吸入，体位ドレナージ，気管内吸引，気管支鏡よる局所採痰を行うと，良質痰が取れることもある），
- 検尿・尿塗抹・培養：尿路感染は発熱以外の症状に乏しいことも多い．肺炎に尿路感染はしば

しば合併する
- Focusと思われる局所の塗抹・培養

2. 感染症を疑うとき行うべき診察

感染症には通常，"pathogen"（病原体）と"focus"（病原体が感染している局所・臓器）がある．しかし，focusのはっきりしない播種性感染もある．

診察においては，感染のpathogenとfocusを推測する．症状・全身の診察，採血・検尿，検痰，画像所見から局所所見を探し，focusを推定する．Focusが明確でない場合は，全身的所見が出ていないか？注意して探す．

患者背景，病歴，症候の組み合わせ，治療経過から，pathogenの推測をする．

問診，身体所見を取る際は，主訴と随伴症候，経過から，focus・pathogenを推測して行う．

(1) 問診

- いつから，どのような症状が，どういう風に始まり，現在までにどう変化しているか？
- 周囲に同様の症状の人がいるか？
- ステロイド，免疫抑制薬，抗がん剤，生物学的製剤の使用
- 糖尿病，呼吸器疾患，泌尿器疾患，胆石，癌，自己免疫疾患，血液疾患などの既往
- 海外渡航歴：渡航地と時期，渡航に際してのワクチン接種，渡航地での活動（2014年西アフリカ諸国でエボラ出血熱が流行．同地域から帰国発熱患者と判明したら，エボラ疑いとして，対応が必要だった）．
- その人の症状に応じて，適宜詳細に問診
①小児との接触．②動物との接触．直接接触しなくても，動物がいそうなところへ行かなかったか？③草むらや山の中へ入らなかったか？④虫に刺されなかったか？⑤汚れた水や土との接触．⑥旅行，温泉，入浴施設の利用．⑦食事：生食，卵類，乳製品，非加熱食品・飲料，真空パックなど．⑧性交渉（特に定まったパートナー以外との）．⑨加湿器，吸入器などの利用．⑩ワクチン接種歴．

(2) 身体所見

- **皮膚所見**（皮疹，水疱，皮下出血，刺し口・痂疲）：皮疹の観察では皮疹の分布，癒合傾向の有無，発熱と皮疹出現の時間関係，水疱形成の有無，皮下出血（紫斑）の合併の有無に注意する．ウイルス，細菌，リケッチアいずれでも皮膚病変は生じうる．
- ツツガムシ，日本紅斑熱，SFTS などのダニ媒介疾患の疑いがあれば刺し口・痂疲を探す．
- 紅斑　①ウイルス：麻疹，風疹，伝染性紅斑（Parbovirus B19），HIV，EBV，CMV，HBV，デング熱，チクングニア，各種出血熱ウイルス，②細菌：中毒疹，猩紅熱（溶連菌），マイコプラズマ，色ブドウ球菌ないし溶連菌による Toxic Shock Syndrome，淋菌，チフス・パラチフス，ライム病，梅毒，*Leptospira*．③リケッチア及び類縁種：ツツガムシ病，日本紅斑熱，腺熱（*Ehrlichia* spp.）など．④真菌：*Candida*，*Cryptococcus*，*Fusarium*，*Histoplasma* など．⑤原虫：*Toxoplasma*，⑥寄生虫：糞線虫
- 水疱形成　①ウイルス：水痘・帯状疱疹，単純ヘルペス，手足口病，Enterovirus 属．②細菌：伝染性膿痂疹（黄色ブドウ球菌・A 群 β 溶連菌），溶連菌による toxic shock syndrome 及び *Vibrio vulnificus*（水疱・巨大水疱・血疱，壊死性筋膜炎を来す）．
- 皮下出血：感染性心内膜炎（爪・指先・眼瞼結膜の点状出血），溶連菌による toxic shock syndrome・*Neisseria meningitidis* 敗血症・*Aeromonas hydrophilia* 敗血症（広汎な皮下出血に至る），SFTS（重症熱性血小板減少症候群），デング出血熱，各種出血熱ウイルス，熱帯熱マラリア，感染症に伴う DIC
- **咽頭・口腔の粘膜疹**：麻疹，水痘，ヘルペス，ヘルパンギーナなど
- **咽頭・扁桃の発赤・化膿**：A 群 β 溶連菌（GAS），Adenovirus，EBV は視診では見分けがつかないこともある，CMV，HIV などでも咽頭炎・扁桃炎を来す．
- **眼瞼・眼球結膜**：充血，眼瞼結膜の点状出血，眼球結膜の黄疸，と情報多い
- **頬部**：腫脹・圧痛：副鼻腔炎のサイン
- **リンパ節腫脹**（頸部，耳介後，腋窩，鼠径など）：リンパ節腫脹を来す疾患は多い．
  - ▶全身性リンパ節腫脹：各種ウイルス疾患（HIV を見逃さないように注意），Ehrlichia 症（腺熱など），播種性細菌感染を考える．
  - ▶局所のリンパ節腫脹：細菌性リンパ節炎，結核性リンパ節炎，Bartonella 症（猫引っ掻き病の異名があるが，ネコによる感染とは限らない），Francisella 症（野兎病の異名があるが，ウサギによる感染とは限らない）が挙げられる．
  - ▶*Toxoplasma* によるリンパ節腫脹は局所性・全身性いずれのパターンもとりうる．
- リンパ節腫脹の鑑別で非感染性としては，癌のリンパ節転移，悪性リンパ腫，Kikuchi disease 組織球性（亜急性）壊死性リンパ節炎，Castleman 病，AITL（angioimmunoblastic T-cell lymphoma）などが挙げられる．
- **聴診**：喉頭，鎖骨上窩，胸部全面；背面，側面，上下，くまなく聞く
  - ▶喉頭の狭窄音：吸気時の狭窄音は喉頭蓋炎のサイン．呼吸困難，頻呼吸，奇異性呼吸，陥没呼吸などがあれば，たとえ SpO_2 正常でも挿管・甲状輪状靭帯穿刺（ミニ・トラック®）・緊急気管切開の準備が必要
  - ▶肺野：湿性ラ音，気管支音，呼吸音減弱・消失
- **胸部の打診**：Dullness 濁音，Tympanic 鼓音
  - ▶肺胞性肺炎では肺胞中の浸出液（痰）と空気の流れにより湿性ラ音が聴取される．低音の粗大なラ音は肺胞より，気管・気管支の痰貯留を示唆する．やや高音で繊細なラ音は肺胞・末梢気管支における浸出液を示唆する．Consolidation のため含気が失われるとラ音は生じず，呼吸音の減弱・消失を来し，打診で Dullness を認める．逆に，肺炎により気管支周囲の音の伝達性が良くなり，気管支の呼吸音が良く聴こえるようになる（気管支音）こともある．

- **腹部**：膨満，筋性防御，抵抗・圧痛，rebound tenderness，肝腫大，脾腫，腸管蠕動音．片足跳びした時の右下腹部痛（虫垂炎）
- **直腸診**：腹膜炎疑い，または Focus 不明の高熱では直腸診も試みる．ダグラス窩圧痛は腹膜炎のサイン．前立腺圧痛は前立腺炎を示唆する．前立腺炎の自覚症状を欠く高熱・敗血症を来すをことがある
- **CVA-knock pain**：腎盂腎炎を示唆するが，痛みのない腎盂腎炎はしばしば経験する．
- **関節**：腫脹・発赤・圧痛・運動時痛：四肢末梢の小関節・大関節・体幹（頸椎〜仙椎の椎間関節，仙腸関節）全身よく診る．
- **皮下組織・脂肪識**：発赤・腫脹・熱感・圧痛・硬結
- **筋肉と筋膜**：①皮膚所見に乏しい筋肉（正確には筋膜）の局所痛，圧痛・把握痛，硬結は劇症壊死性筋膜炎（致死的疾患である）の初期症状の可能性があり注意を要する．壊死性筋膜炎は蜂窩織炎が進行して起こるのではない．まず，筋膜から炎症が始まる．それ故，初期には皮膚の発赤・皮下組織の腫脹を欠く．②腓腹筋把握痛は Leptospira 症（ワイル病）で有名．
- **骨叩打痛**：（胸骨，椎骨，その他）
- **髄膜刺激徴候**：Jolt，Stiff Neck，Kernig，Burdzinski，Laseque：Jolt sign が感度が高い．髄膜刺激徴候陰性の髄膜炎は稀でない
- **精巣上体**：腫脹，発赤，圧痛
- **帯下**：量と性状の変化，子宮瘤膿腫で帯下が増えることは稀

3. 感染症を疑うときの検査

- 細菌検査（血液培養 2 セット・痰培・尿培）＋他局所検体の細菌検査
- ①血ガス（乳酸値が重要），② CBC・血液像：必ず血液像を評価する．目視が極めて有用，③ CRP ＋血沈±血清アミロイド蛋白 A（SAA）：抗酸菌感染など慢性感染では CRP は上昇せず，血沈のみが上昇することしばしばであり，両者同時に見るのが望ましい．SAA はウイルス感染で高度に上昇するので，疑うときは併用する

とよい．④生化学（腎機能，肝胆道系酵素，amylase，CPK，血糖，電解質：胸水・腹水・髄液は ADA を必ず見る，⑤凝固線溶系（D-dimer，FDP，PT，APTT，AT-Ⅲ，fibrinogen，TAT）⑥検尿・沈査（沈査は感染・腎障害を見るのに情報が多い）
- 胸部レントゲン・CT（focus 明確でないとき）：胸部単純レントゲンの読影の基本は肺血管影を 1 本 1 本追いかけることである．長引く咳・微熱など結核を疑う時は肺尖撮影を同時に行う．胸部レントゲンの読影は大変難しいので，画像・症状・身体所見（頻呼吸，頻脈，呼吸音の減弱・粗大化等），Labo Data で「なにかおかしい？」と思ったら胸部・腹部・骨盤腔まで CT を撮るのがよい．胸部 CT 読影の基本も血管影を末梢までよく見ることである．副鼻腔・眼窩・耳下腺・喉頭の炎症の評価には顔面〜頸部の CT が有用である．しかし，喉頭蓋炎では検査よりも気道確保を優先する．髄膜炎を疑うときは頭部 CT で脳浮腫がなく，髄液採取による脳ヘルニアのリスクがないのを確認するのがよい．
- 心エコー：フォーカス不明の感染症の際，血培と共に行う．経胸壁心エコーによる心内膜炎の検出率は高くない．疑わしければ，経食道心エコーを行う．逆に，血培で黄色ブドウ球菌や *Viridans-Streptococci, Candida* など心内膜炎起炎菌が分離されたときも心エコーをチェックする．
- 髄液検査：典型的髄膜刺激徴候がなくても，何らかの神経症状があり，Focus 不明なら積極的に髄液検査を行う．
- 骨髄穿刺：粟粒結核，播種性真菌症など，播種性感染症の診断に有用である．
- 迅速抗原 (Influenza virus A/B, RSV, Adenovirus, マイコプラズマ，尿中または髄液中肺炎球菌抗原，尿中レジオネラ抗原，Noro-virus, Rota-virus)：迅速抗原検査の感度は概ね，70-80% なので，陰性でも否定の根拠にならないことに注意．尿中肺炎球菌抗原陽性でも，単独感染とは限らない．*H. influ-enzae, M. catarrhalis* との混合感染は稀でなく，*Chlamydophila*

pneumoniae との混合感染もある.

- **血中真菌抗原**：βD グルカン（βDG），アスペルギルス抗原，クリプトコッカス抗原；深在性真菌症では塗抹・培養で真菌を証明出来ないことが殆んどある．そこで血中真菌抗原検査が開発された．しかしβDG・アスペルギルス抗原いずれも，偽陰性・偽陽性がしばしばで，十分な信頼性がない．侵襲性肺真菌症は激しい場合，急激に進行し数日で死亡に至る．それ故，真菌抗原結果を決して待ってはならない．臨床経過・画像・喀痰塗抹所見（好中球に比し細菌がわずか）から臨床診断し，直ちに治療開始する．真菌には細胞壁中にβDG を有するものと，有さないものがある．それ故βDG 陰性は真菌感染を否定する根拠にはならない．βDG・アスペルギルス抗原いずれも，絶対値よりも，臨床経過と合致した経時的変化が重要である．

4. 細菌検査について

（1）診断的意義の高い細菌検査は，本来，無菌的部位からの細菌分離である.

- 血液，穿刺液（胸水・腹水・髄液・関節液・中耳・膿瘍）がこれにあたる．
- 喀痰，尿，膿，扁桃，副鼻腔吸引液，水泡液，軟部組織穿刺吸引液, 子宮瘤膿腫ドレナージ液）なども，診断に有用である．
- 胸水，腹水，髄液，関節液では，細胞数・分画，生化学一般検査も併用する．

（2）血液培養は検体採取の仕方が大事である. 検体採取の仕方が適切でないと，細菌検査の信頼性は損なわれる.

血液培養は採取部位を変えて，2 セットが基本．（計 4 本）．感染性心内膜炎を疑うときは，最低でも 4 セット（計 8 本）採取．採血部位を清拭消毒後，イソジン消毒，イソジンが乾くのを待ち採血．血培ボトルの口もアルコール消毒する．

- 抗酸菌・*Cnadida* 以外の真菌・の播種性感染を疑うときは抗酸菌・真菌用の血培ボトル（Myco/F）にも血液を入れる．

（3）採取した喀痰の質で，検査・治療のクオリティーが変わる！！

- 痰は肺から出た痰が必要である．唾液では検査にならない．膿性痰ほどよい検体である．
- 喀痰採取まえには「うがい」，うがいできないひとは，出来るだけ口腔清拭してから，採取する．口腔内細菌のコンタミを最小限にするためである．
- 痰が出にくい時は，深呼吸・深い咳払い，生食または 3％食塩水吸入，体位ドレナージは胸部聴診・胸部 X 線の所見を参考に病巣側を上にして肺胞中の痰が気管まで出やすい状態にし，スクウィージング，タッピングを行う．気管内吸引は病巣肺胞の痰が気管まで出て来た状況で行う．医師と看護師のコミュニケーションが重要である．気管支鏡による局所採痰など，よい痰を採取する努力をする．
- 嫌気性菌，真菌，レジオネラを疑うときは細菌検査室に別途，検査依頼が必要.

（4）検尿一般・尿培（塗抹・培養必ずセットで）

- 局所を清潔にし中間尿，またはカテーテル導尿

（5）採取検体の取り扱い・処理・評価

- 細菌検査はスピードが大事．検体採取したら，速やかに，細菌検査室に届ける！
- 喀痰・尿培養など（血液培養を除くほぼすべての細菌検査）では，必ず, 塗抹検査を同時にオーダーする！！
- 塗抹検査によって検体の質を評価し，培養結果の信頼性を評価する．喀痰では Geckler 4 or 5（白血球が多く，上皮が少ない）の検体が信頼性が高い．Geckler 3（白血球，上皮ともに多い）の検体は上気道のコンタミと肺から検体が混じっており，個別に検鏡し検討が必要である．Geckler 1-2 の検体は，上皮が多く，白血球が少ないので，通常，評価に耐えない．Geckler 6 の検体は，上皮，白血球ともにすくない．白血球減少症の患者では Geckler 6 の検体は意味がある場合もある．

(6) 塗抹検査（グラム染色）は迅速診断である．塗抹は至急ですれば 15 分程度でできる．

- 感染局所での，細菌と炎症細胞の反応を観察することで，原因微生物を推定し，適切な薬剤の選択が可能になる．

(7) 塗抹検査（グラム染色）の評価・解釈

塗抹検査では，細菌と好中球の Interaction を観察して，起炎菌の推定を行う．

「白血球による細菌の貪食像があると起炎菌の可能性が高い」と言われるが，起炎菌でも貪食像が認められるのはむしろ稀である．細菌の白血球への接着像，白血球の多いところに，細菌が散在性に観察されると，起炎菌の可能性が高い．逆に上皮に接着した細菌，上皮の多いところに集簇した細菌は，コンタミと考えた方がよい．

喀痰，尿では，通常，菌量が多いので，塗抹検査は迅速診断として極めて有効である．但し，喀痰で白血球が認められるのに細菌が見えない場合は，グラム染色では見えないかまたは見つけることが難しい微生物の関与を考える．

逆に，胸水，腹水，髄液，関節液などは菌量が少ないので，塗抹検査陰性でも，細菌感染の可能性は十分にある．

塗抹検査は解釈にある程度の熟練を要するので，わからないときは感染症科医に相談するのが良い．

(8) グラム染色では見えないかまたは見つけることが難しい微生物

喀痰で白血球が認められるのに細菌が見えない場合疑うべき微生物として異型細菌（*Mycoplasma, Chlamydophila, Legionella*），抗酸菌（結核菌，非結核性抗酸菌），真菌（*Aspergillus, Cryptococcus, Mucor, Pneumocystis* など）が挙げられる．

(9) 分離培養同定結果の解釈

培養で分離された菌が常に起炎菌とは限らない．菌種・菌量，塗抹所見，臨床所見，治療経過が合致すれば，起炎菌である可能性が高い．

(10) 薬剤感受性検査の解釈

薬剤感受性 S 感受性，I 中間，R 耐性の判定は，国内の多くの施設で，米国の CLSI の基準でなされている．米国の CLSI の基準は，抗生剤を米国の標準量投与した前提で，感受性の判定をしている．米国とわが国では抗生剤の標準投与量が異なることがしばしばあるので，MIC にも注意して，薬剤選択することが必要である．MIC 値の解釈は専門的知識を要するので感染症科医に相談するのが良い．

3 感染症治療の原則

感染症の治療においては，患者背景，臨床症状，診察所見，検査所見から総合的に原因微生物（pathogen）と感染巣（focus）を推定し，抗微生物薬の種類選択，投与量の決定を行う．

治療開始時に原因微生物が同定されていることはむしろ稀である．可能な限りグラム染色などの迅速診断を駆使して，標的を絞った治療を行うことが望ましい．

迅速診断が得られない場合は，患者背景，臨床所見から起炎菌の可能性のある微生物を複数想定して，経験治療を行う．

重症の際は，検査結果を待つあまり，治療が遅れることのないようにしなければならない．重症敗血症では適切な抗生剤開始の 1 時間の遅れが，重症肺炎でも 4 ～ 8 時間のおくれが，死亡率を上げると言われている．

経験治療で開始後，起炎菌が同定されたら，同定・感受性結果に従い，狭域の抗生剤へスウィッチ（De-escalation）する．

この際，注意が必要なのは，分離・同定された微生物が起炎菌とは限らないと言うことである．MRSA や緑膿菌は分離が容易なので，起炎菌と誤認されがちだが，実際に感染症を起こしていることはそれほど多くない．グラム染色所見，菌量，治療経過と合わせて起炎菌として治療すべきか否か検討する必要がある．

また，逆に，細菌の塗抹検査・培養同定で検出できない微生物が実は真の起炎菌のこともある．

前述の如く，グラム染色では見えないか見つけることが難しい微生物（異型細菌，抗酸菌，真菌）は，通常の細菌培養では分離できない.

異型細菌（とくに *Legionella*），真菌は，疑えば，特殊検査の結果を待たずに，治療開始する．いずれも，劇症の経過をたどり致死的になるからである.

抗酸菌は通常，菌を塗抹か PCR で確認してから治療開始する．抗酸菌感染は 2 〜 3 日の治療の遅れが大勢に影響することは稀で，むしろ長期治療が重要だからである.

1. 肺炎の経験治療の原則と薬剤耐性菌

- 肺炎の経験治療では必ず，肺炎球菌（*Streptococcus pneumoniae*）とインフルエンザ桿菌（*Haemophilus influenzae*）はカバーする．65 歳以下では *Mycoplasma pneumoniae* も多い．ペニシリン・セフェム耐性肺炎球菌が問題になっているが，PCG の MIC > 8 μg の高度耐性株は稀である．肺炎ならば，高用量のペニシリンで対応できる．インフルエンザ桿菌は β ラクタマーゼ産生性 ABPC 耐性（BLPAR）株と β ラクタマーゼ非産生性 ABPC 耐性（BLNAR）株が問題になっている．特に近年 BLNAR の分離率は 20 〜 60％に及んでいる．不思議なことに BLPAR に β ラクタマーゼ阻害剤合剤（SBT/ABPC，CVA/AMPC）に対し高度耐性を示す株が多い．従って *H. influenzae* に対して感受性不明の状況下では SBT/ABPC，CVA/AMPC は推奨しにくい．*H. influenzae* には 3 世代セフェム CTRX，CTX 高用量内服 CDTR-PI または MINO を用いる.
- IPM/CS（チエナム®）はインフルエンザ桿菌に対する抗菌力が劣るため，重症肺炎の経験治療では勧められない．なお，同じ肺炎球菌，インフルエンザ桿菌でも，髄膜炎の場合，ペニシリン耐性菌の場合，高用量ペニシリンでは追いつかないので，注意されたい.
- マクロライド耐性の Mycoplasma も 2012-2013 年に流行した．マクロライド耐性の場合，MINO かニューキノロン（PZFX はニューキノロンだが，*Mycoplasama, Chlamidophila* に抗菌力不良であり不可）が必要である.
- 85 歳以上の超高齢者，中等症以上の心・肝・腎疾患，糖尿病などの基礎疾患のある者の肺炎の場合，*Klebsiella pneumonia*，*E.coli* などの腸内細菌属までカバーする．*Klebsiella pneumonia*，*E.coli* などでは ESBL（基質拡張型 β ラクタマーゼ）産生株の増加が問題となっている．ESBL 産生株はカルバペネム，CMZ，FMOX を除くほぼ全ての β ラクタム薬に耐性である．CMZ は感受性でも MIC 値は高いので高用量（2 g × 3/day）を用いる必要がある．FMOX は MIC 値が低いので 1 g × 2 〜 3/day 程度で有効かもしれない．但し，CMZ，FMOX いずれも，*Enterobacter, Citrobacter* には通常，耐性なので注意を要する.
- MRSA は，抗生剤頻用，気管切開，胃瘻，透析などがリスクとなる．VCM が第一選択だが，治療域のトラフ（最低血中濃度）が 15 〜 20 μg/mL と狭く，腎機能障害の懸念がある場合 TEIC が使いやすい．但し，TEIC は添付文書の肺炎の量では通常無効で，トラフを 15 〜 30 μg/mL に維持する必要がある．VCM，TEIC 共に開始時 Loading することが重要である．VCM 20 〜 25 mg/kg 12 時間毎 1 〜 2 回，TEIC 8 〜 16 mg/kg（中央値 12 mg/kg）12 時間毎 3 回
- 緑膿菌は器質的慢性肺疾患，気管切開，胃瘻，抗生剤頻用の場合リスクがある．緑膿菌の薬剤感受性は，施設によって異なるので，各施設の薬剤感受性状況（アンチ・バイオグラム）を参考にされたい．前任の施設（急性期総合病院）では緑膿菌の 20％はカルバペネム耐性で，感受性不良だった．一方，PIPC，CAZ にはほぼ 100％感受性なので，緑膿菌の第一選択薬として，前任地ではこの 2 剤を推奨していた．緑膿菌は感受性と判定されても MIC は通常高いので，高用量の抗生剤が必要である．PIPC 4 g × 4，CAZ 2 g × 2-3，MEPM 1 g × 2-3 の如くである．また，緑膿菌は株によって薬剤

感受性が異なるので，1剤だけでは，有効な薬に当たるとは限らない．薬剤感受性がわからない段階では，AMKなどアミノグリコシド，あるいは，CPFX（400 mg×3まで投与可），PZFX（1,000 mg×2まで投与可）などのニューキノロンを併用する（LVFXは緑膿菌に対するMICはCPFXに劣り，国内での認可投与量の上限が500 mgと少ないので重症例には勧められない）．重症の場合にはAZTの併用も行う．

- 重症肺炎では必ず，グラム染色では見えない異型細菌（特にLegionella）もカバーした抗生剤の選択を行う．マクロライド（AZM）点滴，ニューキノロン点滴から1剤選択して併用する．Legionella以外の異型細菌（Mycoplasma, Chlamydophila など）を想定する場合はMINO点滴併用もよい．

    Legionella症は日本では欧米とくらべると頻度は少ないが，尿中抗原で診断が容易なLegionella pneumophila serogroup 1は日本では頻度が少ないためunder-diagnosisされている可能性がある．

- 重症市中肺炎の治療においては，異型細菌の関与と関係なくマクロライドを併用した方が生命予後がよいと言われている．マクロライドに抗炎症作用があるためと考えられる．MINOも抗炎症効果を有し，経験的には有用な併用薬だが，臨床データが少ない．

- 重症肺炎では侵襲性真菌症も決して稀ではない．典型的なコンプロマイズド・ホストでなくとも，侵襲性真菌症を来すことがある．喀痰中の好中球に比し細菌をわずかしか認めない．抗生剤に反応不良，硬い陰影（逆にすりガラス影のこともある），肺の中枢・腹側・上方優位の陰影（誤嚥と逆パターン），consolidationの周囲のすりガラス影（CT Halo sign），consolidationの中が抜けたドーナツ様陰影（reverse CT Halo sign），など，なにかおかしいと感じたら，Aspergillusに有効な抗真菌薬を有効量，併用する．

誤嚥性肺炎についての考察

　「誤嚥性肺炎＝嫌気性菌というドグマ」があるが，「誤嚥性肺炎にどれだけ嫌気性菌が関与しているか？」これは，実は明らかにされていない問題である．誤嚥性肺炎が口腔内細菌の誤嚥によって生じることは確実と考えられる．しかし，その起炎菌は，患者の口腔・咽頭の常在菌層に依存する．1970〜1980年代のBartletらの研究で，誤嚥性肺炎，肺膿瘍，膿胸における口腔内嫌気性菌の重要性が指摘された．当時の細菌の分類と同定技術では，嫌気性グラム陰性桿菌のBacteroides属が主な起炎菌とされたが，今日では当時のBacteroidesの多くが，Prevottellaに分類されることがわかっている．他に口腔内嫌気性グラム陰性桿菌で重要なのものとしてFusobacterium, Porphyromonasがある．嫌気性菌はグラム陰性桿菌のみでなく，グラム陽性球菌（Peptococcus, Peptostreptococcus），グラム陽性桿菌（Clostridium, Lactobaccillusなど），グラム陰性球菌（Veillonella）が挙げられる．

　これら，嫌気性菌が口腔内で増える要因として歯周病・齲歯が挙げられる．Bartletの肺化膿症・誤嚥性肺炎の研究で，嫌気性菌が主起炎菌となったのは，歯周病・齲歯のある患者層が多かった可能性が考えられる．しかし，口腔内常在菌叢として，歯の有無，齲歯・歯周病の有無を問わず，あらゆる年齢を通じてもっとも重要なのはStreptococcus属である．従って，Streptococcusを外した誤嚥性肺炎の経験治療はあり得ない．

　MNZは嫌気性グラム陰性桿菌に対しCLDMより優れた抗菌力を有する．しかし，肺膿瘍と壊死性肺炎を対象とした，MNZとCLDMの古い時代の小規模なランダム化比較試験ではMNZの治療効果は明らかにCLDMに劣っていた[1]．

　これは，CLDMがStreptococcus属の多くに有効であること，細菌の毒素産生抑制効果，抗サイトカイン効果を併せ持つためと考えられる．

　近年の研究では，誤嚥性肺炎の起炎菌として，Streptococcus属に加えて，腸内細菌属（Klebsiella, E. coli, Enterobacter, Citrobacter,

Serrata など），黄色ブドウ球菌（*S.aureus*），緑膿菌（*Pseudomonas aeruginosa*）が注目されており，嫌気性菌の頻度は減っている．これは，患者の高齢化にともない，口腔内の菌叢が変化したためと考えられる．

但し，黄色ブドウ球菌（*S.aureus*），緑膿菌（*Pseudomonas aeruginosa*）は容易に培養で分離されるため，真の起炎菌をマスクし，over-diagnosis されている可能がある．

80 歳以上の高齢者の誤嚥性肺炎を見ていて，もっとも頻度の多いのは口腔内α-Streptococcus，次に，腸内細菌属である．黄色ブドウ球菌（*S. aureus*）は時折見かけるが，緑膿菌，嫌気性グラム陰性桿菌はむしろ稀である（未公表データ）

2. 尿路感染の治療原則と薬剤耐性

尿の塗抹のグラム染色で，腸内細菌属（*E. coli, K. pneumoniae* など），緑膿菌，連鎖球菌，腸球菌の区別は大体可能なので，尿路感染でも，グラム染色による迅速診断を活用されたい．

尿路感染の原因菌としてもっとも頻度の高い細菌は *E. coli* だが，当院では ESBL 産生株，キノロン耐性株がいずれも 20％に及び，治療上無視できないレベルにある．そのほとんどは，CMZ，FMOX，FOM に感受性を保っている．強いてカルバペネムが必要な株は稀である．欧米では尿路感染の 1st choice に ST 合剤（TMP/SMZ）が挙げられていることが多いが，ST 耐性の大腸菌が少なからずあり，ST 合剤は耐性化しやすいことを考えると，推奨しない．また，ESBL 非産生性 *E. coli* の薬剤感受性率は当院では第 1 世代，第 2 世代，第 3 世代セフェムで 90％以上あり，大差ない．従って，ESBL 非産生性 *E. coli* に対しては第 1 世代セフェム（CCZ, CLEX），第 2 世代セフェム（CTM, CCL）を十分量用いれば足りる．施設によって薬剤感受性は異なるので，各施設の感受性を参考に，使用薬剤を検討されたい．

複雑性尿路感染の重要な起炎菌は一般には緑膿菌と考えられている．しかし，前任地での尿からの分離菌は，*E. coli* に次ぎ，腸球菌の *Enterococcus faecalis* が多く，緑膿菌は 3 番目だった．

Streptococcus 属がそれに続き，*K. pneumonae* は 5 番目だった．緑膿菌は，分離されても単に定着菌のことが多い．従って，複雑性尿路感染症の治療に，一律に抗緑膿菌薬を用いるのは問題である．グラム染色によって，菌量，好中球との反応像を確認してから抗緑膿菌薬（PIPC，CAZ，AZT，MEPM など）の投与を検討するのが望ましい．緑膿菌は好中球による攻撃を避ける機構を持っているので，感染症を起こしていても，必ずしも，好中球との反応像を認めないことがある．この場合，菌量が重要である．*Enterococcus faecalis* は高用量 ABPC，*Streptococcus* 属は常用量の ABPC で有効である．*K. pneumoniae* には FOM は感受性率が劣るので，グラム染色による推定の段階では用いない．また，ESBL 非産生株でも，*K. pneumoniae* は一般に第 1 世代セフェムでは感受性が劣るので，第 2 世代，第 3 世代セフェムを用いる．ESBL 産生株の場合は CMZ は感受性と判定されても，MIC 値が高い傾向にあるので，FMOX が無難と思われる．ESBL 産生株であっても多くはアミノグリコシド感受性なので，アミノグリコシド（AMK など）を併用するのも一方である．

3. 重症感染症の補助治療

前述の如く，マクロライド系抗生剤は，抗炎症作用により，重症市中肺炎の予後を改善すると考えられている．ミノサイクリン，クリンダマイシンにも抗炎症作用が認められている．クリンダマイシンでは細菌の毒素産生抑制作用があり，黄色ブドウ球菌による壊死性肺炎，劇症型連鎖球菌および黄色ブドウ球菌による toxic shock syndrome の併用薬として推奨されている．LZD にも同様の毒素産生抑制・抗サイトカイン作用が報告されている．

Corticosteroid も肺炎球菌髄膜炎，Pneumocysits 肺炎，COPD の急性増悪で効果が認められおり，重症肺炎でも併用効果を示す報告が増えてきている．Corticosteroid 併用には，抗生剤が起炎菌に当たっているという条件が必要である．

γグロブリン製剤も，特異的免疫作用と言うより，抗炎症作用において，重症感染症に有効と考えられる．重症感染症における保険適応は1日2.5〜5gだが，toxic shock syndrome では1 g/kg/day，CMV肺炎で0.5 g/kg/dayの高用量が推奨されている．

好中球性炎症による臓器障害・ショックに対しては，好中球エラスターゼインヒビターであるウリナスタチン（ミラクリッド®），ARDSに対してはシベレスタットナトリウム（エラスポール®）の併用を検討する．

DICの診断は旧厚生省の基準では診断・治療の遅れが出る懸念があり，急性期DIC診断基準[2]を用いるのが良いと思われる．従来はヘパリンを主とした治療が行われたが，近年，リコンビナント・トロンボモジュリン製剤が導入され，抗凝固効果と抗炎症効果の双方が期待できる．AT-Ⅲ低下があれば，AT-Ⅲを補充する．AT-Ⅲにも抗凝固と抗炎症の両面の作用がある．ナファモスタットメシル酸（フサン®），ガベキサートメシル酸（FOY®）も抗凝固作用と抗炎症作用を併せ持つが，末梢静脈からの投与では静脈炎を起こしやすいので中心静脈からの投与が望ましい．ヘパリン製剤を用いる場合は低分子ヘパリンが出血の副作用が少なく，安全である．

グラム陰性桿菌による敗血症性ショックに限らず，グラム陽性球菌敗血症にも，PMXカラムが有効なことがある．PMXカラムは日本でしか承認されていないので，ほとんどが国内のデータである．今後の臨床研究の進展が待たれる．確立された方法ではないが，サイトカイン除去目的でCHDFを行うこともある．

4 | 感染症治療の効果の評価

治療開始時に塗抹グラム染色で起炎菌が推定できていれば，フォローの塗抹グラム染色で，菌の形態変化，菌量の減少があれば，治療効果が出ていると考える．早ければ，半日でグラム染色所見は変化する．但し，グラム染色が治療効果評価に有用なのは，良い検体が採取できているという前提の元にである．その他，発熱をはじめとする臨床症状・理学所見（意識状態，脈拍，呼吸数，活気，食事摂取量，痛みなど），炎症反応，画像所見の改善により，治療効果を判定する

文献
1) Arch Intern Med. 1981: 141: 1424-7
2) 日本救急医会誌 2013, 14: 280-7

（内田隆一）

Ⅲ. 肺 結 核

結核は多くの感染症の中で"強力な伝染力"と驚くべき"長期の潜伏期間"を有する特異な感染症である. 結核菌（M. tubercurosis）が強い伝染性をもつことと分裂, 成長速度の遅いことが, 治療に長期間を要し, 多剤（3〜4剤）併用を必要とする理由である.

また結核菌は非結核性（非定型性）抗酸菌や一般の細菌と異なって自然環境には存在せず本来の自然宿主はヒトである点, すなわち結核菌の伝染源は人間（ヒト）であることも大きな特徴である. 感染防御体制もこれらの結核菌の特徴に大きく影響される.

結核菌排出患者の対応時に必要な医療従事者の感染予防対策について考えるときもこれらの特徴を考慮に入れるべきである. 社団法人日本呼吸器学会が編纂した DVD で学ぶ実践呼吸器病学[1]の肺結核に関する記載文に概ね次のように書かれている.

"呼吸器科医が未治療の感染性肺結核患者を診察する場合, 自分自身を含めて病院職員や入院患者が感染を受けないよう十分に配慮する必要がある."と.

結核患者が少なくなった現在においても, 上記の対策は病院職員の健康を守るうえで極めて重要であり, 感染リスクを持つひと（患者）も少なくはない. 厚生労働省も, 結核院内（施設内）感染対策の手引き（平成 26 年版）[2]を作製して啓蒙に努めているところである. 上記の文献を参考にして院内対策に必要なことがらと感染の実例について記すことにする.

1 感染様式（飛沫感染と空気感染）

感染性肺結核患者の咳は, 水滴に囲まれた結核菌が周囲 1〜2 m に飛散し床に落下の後乾燥して裸核の結核菌が空気中に浮遊して感染を起こす空気感染の原因となる. 従って医療従事者と入院患者の感染の予防は, 感染性肺結核患者はサージカルマスクを着用することにより, また医療従事者は N95 マスクを着装することにより防ぐことが理想的である.

2 肺結核が発病した場合の期間と頻度

しかし, 実際にはしばしば発病がみられるのが実情のようである. 文献 1 には, 接触後 1 年以下に発症した割合は 60.7％とピークを呈するが, 2 年以内には 17.9％の発症, 6 年以下には 19.3％, 7 年以降にも 3 例（2.1％）の頻度で発症がみられたとのことである.

3 感染のリスクファクター

視野を広げてみると, 感染のリスクファクターは多岐にわたっている.

多量喫煙者, 糖尿病患者, 人工透析患者, 珪肺患者, AIDS 患者などである.

4 院内感染対策の実際

事務的対策と具体的対策に分けてのべる.

1. 事務的対策

院内感染対策委員会の設立, 感染予防マニュアルの作成, 感染に対する職員教育が重要である.

2. 具体的対策

咳エチケットの実施は勿論のこと, 感染性肺結核患者が来院した場合は外来トリアージを行って一番先に診察を行う. スタッフはサージカルマスクを着装してことにあたる. スタッフは就職時に QFT テストまたは T-SPOT テストを受けておくことが肝要である. 発見後の患者隔離対策（陰圧隔離病床へ）とスタッフの N95 マスクの着装で対応する.

5 | 万全の体制と思われる下で感染・発症した看護師の1例

2012年11月入院中の患者に確認されたガフキー5号排出患者に対して，N95マスクを着用して1日と数回看護時に接触した．2013年3月に初めてQFTが陽性化したので直ちにINHを6か月内服した．

3年後の定期健診で胸部X線写真，胸部CTから陰影が発見された．

自覚症状は全くなく，特殊資格を取るための学校への入学時に幸にも発見された（ガフキー2号，PCR結核菌陽性を呈した）稀な例と思われる．油断大敵を物語る1例である．

文献
1) DVDで学ぶ実践呼吸器病学 ver1.0，社団法人日本呼吸器学会
2) 結核院内（施設内）感染症の手引き（平成26年度版），厚生労働省

（木野稔也）

6. 周辺疾患診療の動向

Ⅳ. 糖尿病合併症

　血糖コントロール不良を長期間持続させると血管が障害される．内皮細胞機能障害が基本にあり，動脈硬化症の危険因子が重なると粥状硬化症を来すリスクが上昇することも明らかだが，高血糖の場合は内膜肥厚および細動脈硬化症をきたすことが特徴的であり，これはプラーク形成ではないことに注目する必要がある[2]．

　組織学的には細動脈が硝子変性をきたして内腔が狭窄する．加えて細動脈硬化症をきたす臨床的に重要な高血糖以外の要因は高血圧症であり，高血圧症の場合は硝子変性以外に弾性板の過形成をもきたし，血糖コントロール不良に高血圧も存在すると細動脈硬化症はより酷いことになると想定される[2]．この細動脈硬化症が網膜や腎臓，末梢神経に多大な影響を与えて合併症を発症させ，それ以外の脳などの臓器でも多少なりとも微小循環低下を来す可能性も考慮するべきである．従って糖尿病患者で血糖コントロールをしっかりするというのは，全身の細動脈が硝子変性して詰まらないようにすることである．その時高血圧もあればしっかり治療しなければならない．当然粥状硬化症に対しても血糖コントロール不良は大きなリスクであり，その発症進展を防ぐために血糖コントロールとともに他の動脈硬化症促進要因も治療しなければならない．

1 ｜ メタボリックメモリーの考え方

　高血糖の持続は細動脈のみならず中小動脈の変化も同様にきたし得るが，VADT で長期間血糖コントロール不良であった人をそのまま不良のままでフォローした群としっかり血糖コントロールをして 6 年半観察した群で大血管障害などのイベント発症に差異がなく[3]，DCCT[4] や UKPDS[5]で得られた治験とともに，長期間血糖コントロールで経過していると血管障害のリスクが高いままになってしまうというメタボリックメモリーという概念が確立された．高血糖の遺産とも言われる

メタボリックメモリーが具体的に何を示すのかは明確ではないが，CT 施行歴のある自験例で検討すると腎機能やカルシウム代謝の異常性がない患者でも血糖コントロール不良が 6-7 年続くと大腿動脈から末梢の下肢動脈で 30-40 歳台の比較的若年者でも石灰化が進行していた（**図 6-6**）．そのような患者では，椎骨動脈，冠動脈，脾動脈，上下腸間膜動脈の石灰化を来すことも多かったが，約半数の例では石灰化が全く認められず，なぜ石灰化を来す人と来さない人がいるのかはまだ不明である．しかし，大腿動脈から末梢の動脈の状態を確認することにより，メタボリックメモリーを確認することが出来，石灰化を来した動脈は不可逆であり，一生弾力性が失われた動脈で生活しなければならないことになる．VADT[6] でもADVANCE[7] でも，心血管疾患のリスクは収縮期血圧や拡張期血圧よりも脈圧との関連性が最も高いことが示されており，進行した糖尿病患者では動脈が硬い人ほどリスクが高いと想定される．この点からも，糖尿病は早期からしっかりコントロールしていくことが必要である．すでにメタボリックメモリーがある人を如何に治療するかに関しては，VADT でイベントに関連し得る臨床データが検討されたが，体重，LDL-C，アディポネクチンなど全く関連性が認められず，治療目標が全く不明である[8]．従って現時点では，効果は不明ながら，低血糖などリスクがないように血糖コントロールし，他の通常リスクを管理していくしかない．私見では，血糖変動，血圧変動，精神状態の変動などを出きるだけ最小とするように患者のあらゆる側面で安定性を維持していくことが肝要だと考えている．

　以下，臓器別の合併症に関しては，ガイドラインなど参照していただくこととし，ガイドラインなどに記載されていない私見を述べる．

IV．糖尿病合併症

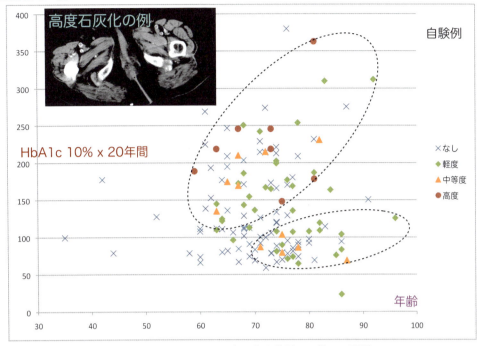

図 6-6　血糖コントロール不良と大腿動脈石灰化との関係
単純 CT の施行例で，大腿動脈で薄皮程度に石灰化を認めるもの（軽度），重度に石灰化を認めるもの（高度），その中間を中等度と主観で判定し，過去の HbA1c の平均値と糖尿病罹病期間の積で展開した．血糖コントロール不良状態が持続した症例では比較的若年で大腿動脈の石灰化が進展し，大腿動脈より末梢の動脈で石灰化はさらに高度である例が多い．ただし，血糖コントロール不良であっても約半数の例では石灰化を認めない．

2　糖尿病性末梢神経障害での注意点

　末梢神経障害を来す原因は多岐に渡るが恐らく原因としては糖尿病が最大の原因であると想定される．しかし，自験例では神経障害で困る症例はかなり少なく神経障害の薬の治験をしようとしても症例がない．それは日頃からしっかり血糖コントロールをしているからだと自負している．糖尿病としての実臨床では対処に困るような神経障害は，針で刺すような痛みを訴える患者と，CT で小腸内容の貯留が目立ち膀胱が顕著に拡張している患者である．針で刺すような痛みを訴える患者は，大多数が血糖コントロールも不良だがアルコールが好きな方であり，糖尿病性神経障害に加えてアルコール性神経障害が加わっていると考えるべきである．それに加えて C 型肝炎でインターフェロン治療を受け，疼痛が顕著に増強する人もいる．C 型肝炎の治療は今後インターフェロンが使用されることはなくなると予想され，表面的な症状に関してはプレガバリンやデュロキセチンなどの効果が示されているが，問題は如何に根本的に治療できるかである．飲酒が病態形成に相当関与していると考えられる例では，断酒が絶対条件となる[9]．アルコールの影響度は個人差が非常に大きく，例えば飲酒で肝臓が変質し肝糖放出が顕著に亢進し空腹時血糖値が上昇した例では，改善するためには 3 週間程度の比較的長期間の断酒が必要となる．その場合少しでも飲酒をするともう改善は見込めない．同様に神経障害の場合も一生断酒をする位でないと改善は見込めない．一旦糖尿病性神経障害の診断となると，飲酒が軽視されがちでそれでは治療効果は全く期待できない．もちろん良好な血糖コントロールも改善のためには必須であり，それも適正なエネルギー摂取，適

正な栄養バランスが大事であり，肥満例では適正な体重への調整も大事であり，適正な循環血液量で適正な血圧コントロールも大事であり，それを達成するための糖尿病治療法の選択が非常に大事である．目標としては単なるHbA1cの低下ではなく，体内の代謝流通が正常化した糖尿病が治った状態を目指すようにするべきである．神経障害改善の機序として神経の再生を想定すると，再生するための環境の維持に努めるようにする．自律神経障害を来たしてしまった例では，無自覚低血糖，突然死など問題になるが，改善させることは比較的困難であり安定性を重視した治療戦略とせざるを得ない．

修正できる点は，胃腸症であり胃腸の動きを調整することで，血糖変動や下痢便秘に伴う栄養不良状態を改善させることは可能である．モチリン受容体アゴニストであるエリスロマイシンは有用であり，セロトニン5-HT4受容体刺激薬のガスモチンも実際下痢症などにも臨床的に効果がある．

3 糖尿病性腎症での注意点

糖尿病性腎症は，透析となると5年で50％死亡する致死的合併症と認識するべきである．日頃の臨床で必要なことは，年間どの程度eGFRが下がっている症例かを確認することである．eGFRが年間4下がると20年で透析になる．eGFRは蛋白尿やアルブミン尿陽性例で下降するが，尿所見に異常はないのに下降する例もある．一方，アルブミン尿や蛋白尿のある例では，脳血管疾患などの発症リスクが高いことも認識するべきであり[10, 11]，少なくとも脳梗塞や心筋梗塞の危険性に関して確認しておく必要がある．さらに腎臓の形態を確認し，腎硬化症，尿路結石などの関与も確認するべきである．糖尿病性腎症であればeGFRは連続的に下降し，腎硬化症であればeGFRは不連続性に下降する．eGFR下降の最大要因は，血糖コントロール不良であり当然しっかり低血糖は生じないように安定性を重視してコントロールしなければならない．血圧コントロールも重要であり腎臓への負担を解消するべく症例に

応じて出きるだけ下げる事を目標とする．しかし腎血流が低下してしまうとおそらく特に腎硬化症の要因が大きい例では逆効果であり，血圧の下げすぎにも注意が必要である．用いる降圧薬もカルシウム拮抗薬は糸球体内圧を上昇させるアダラートやアムロジンは避け，eGFR下降の抑止に関して疑問が呈されているものの[12]，一応エビデンスはあり蛋白尿が改善する例も実際認められ悪影響は少ないと考えられるRAS系を優先して用いる[13]．肥満の解消も重要であり，日々のエネルギー収支の適正化に心がけなければならない．体質を悪化させるような体重増加は明らかにeGFR維持にとってマイナスである[14]．

血糖血圧体重管理で一番大事なのは食事療法であり（図6-7），過食となると高血糖となり循環血液量も増大し脂肪量も増加し不都合であるのは当然である．塩分摂取の確認も有用であり，随時尿でNa/Cre比で評価するのが極めて有用である．水分摂取量も適正化が必要であり，心臓や腎臓への負担，循環血液量の状況，尿比重などを参考にバランス調整を考える必要がある．中性脂肪高値もeGFRの下降に関連する可能性も考慮し，過飲や果物などの摂取過剰にも注意を要する．さらに高尿酸血症もeGFRの下降が認められる例では治療が望ましく，自験例では腎硬化症よりも糖尿病性腎症の要因が強いと想定される例で有用であった．目標尿酸値は5.5mg/dl以下にするとeGFRの下降は総じて抑止出来ていた．蛋白制限については2013年にADAでは蛋白制限は腎症に対して何ら有益である証拠はなく通常摂取量以下に制限するのは奨めないと明記された[15]．筆者はその推奨に賛成であり，実際蛋白制限で低アルブミン血症を来し貧血も悪化させる例が非常に多い．膠質浸透圧が低下した状態で少し塩分摂取量が増えると，心機能が低下していた例では容易に心不全となって救急受診する例も結構多い．浮腫も来し易くなり，心臓や腎臓などの微小循環も低下しさらに腎機能の悪化を来す例もある．従って安定性が大事である腎症の症例では蛋白制限はむしろ腎症を悪化させる要因であることが多く，出きるだけアルブミン値を維持できる量の蛋

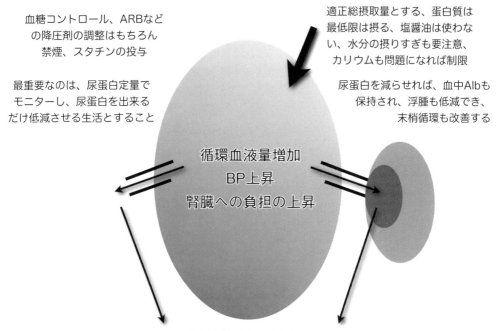

図 6-7 糖尿病性腎症で注意するべきこと
　最も重要なことは蛋白尿を定量し，腎臓に対する負荷を推定することである．蛋白尿を最小とするべく，循環血液量を最適化し血圧を最適化するように，摂食量，水分塩分を調整する．さらに血中アルブミンを低下させないように蛋白尿の低減を謀りつつ蛋白質摂取量も調整する．

白質摂取を指導している．ただし，腎機能の悪化が高度になると尿毒素の影響は臨床的にも食欲が低下するなど表面化し，その場合は蛋白制限が必要となる．最近，GLP-1 受容体作動薬，DPP4 阻害薬や SGLT2 阻害薬などの腎保護作用が想定され，今後の検証が期待される．特に eGFR の下降には腎臓の線維化の関与が大きいと考えられるようになっており，特に DPP4 阻害薬の効果が期待される[16]．上記のように多角的に調整しても eGFR 低下の抑止が困難である症例も一定数存在し，その大半は大腿動脈から末梢の動脈が高度に石灰化を来しているメタボリックメモリーが高度の症例であり，有効な対処法はまだ発見できていない．

4 糖尿病性網膜症での注意点

　網膜症はやはり定期的に確認し，発症進行の把握が大事である．治療に関しては眼科に任せるしかないが，内科的にはやはり顕著なコントロール不良例では網膜の状況を把握することなく急激にコントロールを改善することを避けるべきである．また，高血圧や脂質管理も否定的な報告もあるがリスク管理はするべきだと考える．また認識しておくべきことは，網膜の血管は内皮細胞と周皮細胞から構成されており，糖尿病が発症して高血糖になると比較的早期に周皮細胞の脱落を来すことである[17]．糖尿病では網膜の血流は不安定であることは知られており，関連があるかもしれない．従ってこの点からも，糖尿病は早期からちゃんとコントロールすることが望ましい．さらに網膜症が進展し，無血管野が形成されて新生血管が出来て網膜出血を来すとそれがまた無血管野を誘導し新生血管を誘導するという悪循環が発生する．そうなるともう血糖コントロールなど関係なく網膜症は悪化することになり，それを防ぐためには新生血管を焼き付けることが必要になる．患者が眼科で光凝固療法を受けて見えなくなったと訴えることがあるが，そうではないことを内科としても知っておく必要がある．

5 | 大血管障害での注意点

　大血管障害に関しては通常の動脈硬化症の管理でよいが，高インスリン血症にならないようにまた体重を増加させないように，血糖コントロールをするべきである．また，低血糖を頻繁にきたすような治療法は避けるべきである．肥満者や高齢者ではインスリン治療はfirst choiceとするべきではなく[18]，肥満者や脂肪肝など異所性脂肪の認められる例では，余剰脂肪を解消するべく食事療法運動療法をしっかり遵守させる必要がある．インスリンやC peptide値が絶対的に低い例ではインスリン濃度を適正化しなければならないが，高血糖であるもののインスリン値は保持されている例では相対的にインスリンが不足していると考えるのではなく，栄養過多や肝細胞の変質で糖新生系が亢進するなどインスリン不足以外の要因で高血糖となっていると考えるべきであり，その要因を治療するように心がけることが必要である．低血糖も不整脈を誘発するなど大血管障害のリスクであり，低血糖は絶対に生じさせるべきではない．

6 | 糖尿病患者での癌について

　自院での糖尿病症例で検討すると実に40%が癌死であった（図6-8）．糖尿病での癌のリスクは約1.2倍だと考えられ[19]，大腸癌，肝臓癌，膵癌，閉経後乳癌，子宮体癌が，リスク上昇を認める癌の代表である．しかしながら自験例では肺癌が最も多く，糖尿病診療においても肺癌は絶対的頻度が高いため無視できない（図6-8）．肝臓癌のリスクは肥満であると肝障害のetiologyに関係なく1.74倍上昇し[20]，大腸癌も肥満との関連が濃厚であり[21]，乳癌や子宮癌も肥満および高インスリン血症による女性ホルモン作用の過剰が関連すると考えられている[22]．従ってこれらの癌は，糖尿病というよりも肥満やインスリン抵抗性をより重視し，インスリン作用は必要最低限となるように食事運動療法を指導し投薬も調整し

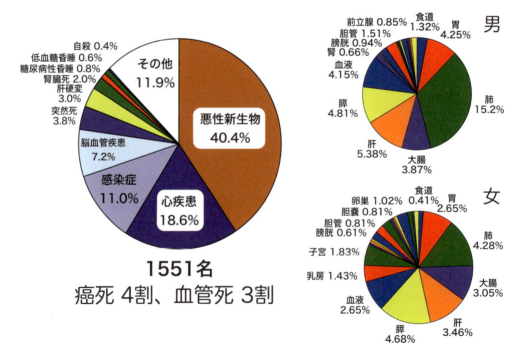

図6-8　当院における死亡例

2003年度から2012年度までの当院における死亡例9,127例の内，糖尿病であることが確実である1,551例の死因（左）と癌死の部位別内訳（右）

て血糖コントロールをする姿勢が求められる．膵癌は慢性膵炎の合併が最大のリスクであり[23]，慢性膵炎の有無の確認が望ましく，慢性膵炎であれば禁酒禁煙を指導するべきであり，フォローが必要となる．

7 糖尿病と認知症

認知症になると，食事運動療法も出来なくなり服薬のコンプライアンスも低下して，コントロールが悪化することが多い．認知症と診断できるほどではないが，薬の管理ができない，インスリンを間違えるなど，手段的日常生活動作（instrumental activity of daily living）が障害される例も多く，その場合には介護度が低く認定されてしまって対応困難となる．糖尿病が認知症のリスクであることもまず確実であり，スウェーデンでの無治療糖尿病症例では，血管性認知症は10.2倍，アルツハイマー病は3.3倍のリスクであったと報告されている[24]．高血糖（血糖変動），高インスリン血症，低血糖，最小血管障害，大血管障害が認知症のリスクと考えられ，従って認知症を防ぐにも，高インスリン血症にならないようにインスリン作用は必要最低限となるように食事運動を調整し，血糖変動が最小となるように低血糖は絶対に起こらないように投薬を調整し，良好な血糖コントロールを維持して，体質も改善させ，血圧脂質などのリスクもしっかり管理していく必要がある．

おわりに

合併症の発症進展を抑止するためには血糖コントロールが重要だが，肥満や余剰脂肪の増大，脂肪肝などの悪化を来すような治療は避けなければならない．特に，大血管障害，癌，認知症に関しては，食事運動の適正化をすることなく，糖毒性を解消するという理由でSU剤やインスリンで無理やり血糖コントロールすることは奨められない．栄養過多や高インスリン血症の状態でインスリン治療をすると，脂肪組織の炎症や変質を促し全身的にも害となり得ることを認識するべきである[25]．やはり適正体重の維持を重視し，日々のエネルギー収支の釣り合いを重視し，砂糖や塩，脂質の摂取量にも注意し，体内環境の安定化を謀ることが基本であり[26]，その上で表面的な血糖値やHbA1c値に惑わされることなく，インスリン分泌低下やインスリン抵抗性などの個々の弱点を補正していく治療が望まれる．

文献

1. http://www-medlib.med.utah.edu ／WebPath／ORGAN.html.
2. Arterioscler Thromb Vasc Biol. 2005; 25(5): 932-43.
3. N Engl J Med. 2009; 360 (2)：129-39.
4. Arch Intern Med. 2009; 169 (14)：1307-16.
5. N Engl J Med. 2008 Oct 9; 359 (15)：1577-89.
6. Diabetes Care. 2014; 37 (10)：2782-8.
7. Hypertension. 2009;54 (2)：399-404.
8. Diabetes Care. 2013; 36 (8)：2408-14.
9. Br J Clin Pharmacol. 2012; 73 (3)：348-62.
10. Diabetes Care. 2014; 37 (6)：1660-7.
11. Kidney Int. 2003; 63 (1)：225-32.
12. World J Nephrol. 2015; 4 (1)：118-26.
13. Int J Nephrol Renovasc Dis. 2015; 8: 29-40.
14. Kidney Int. 2015; 87 (6)：1216-22.
15. Diabetes Care. 2013; 36 (11)：3821-42.
16. Diabetes. 2014; 63 (6)：2120-31.
17. Curr Med Chem. 2013; 20 (26)：3218-25.
18. 科学的根拠に基づく糖尿病診療ガイドライン2013
19. 日本糖尿病学会 糖尿病と癌に関する委員会報告
20. Jpn J Clin Oncol. 2012; 42 (3)：212-21.
21. Nat Rev Cancer. 2011; 11 (12)：886-95.
22. Diabetol Int 2013; 4: 81-96.
23. Diabetes Obes Metab. 2012 Dec;14 (12)：1123-8.
24. Diabetologia. 2009; 52 (6)：1031-9.
25. Diabetes. 2015; 64 (3)：673-86.
26. Circulation. 2006; 114 (1)：82-96.

（井上　元）

6. 周辺疾患診療の動向

V. 整形外科疾患

日本は世界にさきがけて高齢社会を迎え，これに伴い運動器の障害も増加している．入院して治療が必要となる運動器障害は50歳以降に多発しており，このことは多くの人にとって運動器を健康に保つことが難しいことを示している．日本整形外科学会では，運動器の障害による移動機能の低下した状態を表す新しい言葉として「ロコモティブシンドローム（locomotive syndrome）」を提唱し，運動器障害の進行を予防するために自己での運動をすすめている．

整形外科は運動器の疾患を主に取り扱う．近年は超高齢化が進み，運動器障害により QOL が低下する高齢者の数は増え続けている．そこで総合内科医が高齢者の診療を行う際には，QOL の低下した原因となっている整形外科疾患に遭遇する機会が多い．今回は総合内科での診療において扱うことの多い，主な整形外科疾患についてまとめている．

1 | 骨粗鬆症

高齢者が骨粗鬆性骨折を生じると ADL の低下を招く．活動性，自立性が障害され，他人の介助を要することや，総合内科や整形外科での加療を必要とすることも多い．骨粗鬆症の患者で治療を受けているのは約20％と言われており，今後総合内科医が診断や治療を積極的に行う必要性が高い疾患である．

1. 概念

骨密度低下と骨質劣化の結果，骨強度が低下し，骨折しやすくなった病態と定義されている．骨強度は骨密度と骨質の二つの要因により規定され，骨密度の説明要因の70％が骨密度，残り30％が骨質であるとされている．患者数は日本全体で約1,280万人と推測されており，骨折の発生率は女性が男性の3～4倍とされている．

2. 成因

加齢とともに骨密度が低下し，骨質が劣化する．とくに女性では閉経期とその後数年間に骨密度が急速に低下する．この自然な経過に加えて，遺伝的要因，幼少期～思春期からの栄養不足，運動不足，生活習慣などが原因で，骨強度が著しく低下した状態が骨粗鬆症（原発性）である．

3. 診断

骨粗鬆症の診断では，身体診察，画像診断，血液・尿検査，骨密度測定を行う．骨粗鬆性骨折の代表的なものとして上腕骨頚部骨折・橈骨遠位端骨折・脊椎圧迫骨折・大腿骨頚部骨折などがあり，身体診察で疼痛部位を確認する．画像検査では胸・腰椎や股関節 X 線で，椎体変形や骨折の有無，骨梁陰影，皮質骨の非薄化などを確認する．新鮮椎体圧迫骨折の診断には MRI が有用である．血液・尿検査では，NTX や P1NP といった骨代謝マーカーを測定する．骨密度測定には DXA（dual energy X-ray absorptiometry）を用いて腰椎と大腿骨近位部で測定を行う．脆弱性骨折があるか，または骨密度の YAM 値によって骨粗鬆症の診断を行う．（図6-9）

4. 治療

骨脆弱性を改善し骨折を予防することが治療目標となる．一般的治療として必要な栄養素を十分に摂取し，骨折・転倒予防効果のある運動を継続する．基礎的な栄養素としてカルシウムの摂取は重要で1日約800 mg の摂取が推奨される．ビタミン D（推奨量10～20 μg），ビタミン K（推奨量10～20 μg）の摂取も重要である．また衝撃運動，抵抗運動，背筋運動，ストレッチ有酸素運動，歩行などにより骨密度の上昇，椎体骨折抑制，転倒抑制などが認められている．

薬物治療は，症例によりガイドラインに決められた薬剤を選択し使用する．活性型ビタミン D$_3$

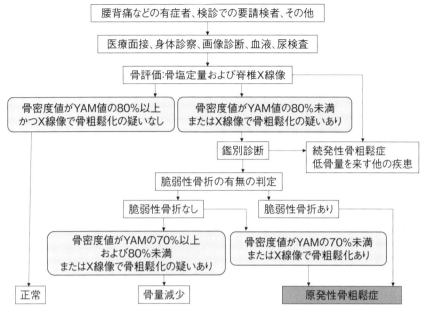

図 6-9　骨粗鬆症の予防とガイドライン 2011 年版より

製剤は，椎体骨折抑制や転倒を抑制効果があり，長期間の安全性も確認されていることから，特に高齢者では使用されることが多い．ビスホスホネート薬は，骨密度上昇効果や椎体・大腿骨近位部の骨折抑制効果があり，第一選択して処方されることが多い．副作用としては顎骨壊死や非定型骨折などがある．選択性エストロゲン受容体モジュレーター（SERM）にはラロキシフェンとバゼドキシフェンがあり，骨のエストロゲン受容体に選択的に効果を示す．閉経後比較的早期の女性に処方されることが多いが，ビスホスホネートと比較すると骨密度増加作用はやや弱い．また近年は，わが国初となる骨形成促進薬であるPTH製剤が使用可能となっており，強い骨密度の上昇と骨折抑制効果のため重症骨粗鬆症に使用されることが多い（**表 6-1**）．

2　骨粗鬆性脊椎圧迫骨折

骨粗鬆症が原因で起こる骨折でADLが低下する可能性が高い骨折である．腰痛のため自宅で動けなくなり，脱水や褥瘡などを生じ病院を受診されることも多く，総合内科医が診療に携わることが多い．

1. 概念

骨粗鬆症では骨が脆弱なため，しりもちをついただけで脊椎の圧迫骨折が生じる．重症骨粗鬆症では，目立った外傷が無いにも関らず，脊椎圧迫骨折を生じることがある．多くは脊椎に対する軸圧による椎体の圧迫骨折であり，骨折した椎体が徐々に圧潰し楔状に変形すると脊柱には後弯変形が生じ，高齢者特有の円背を呈する．椎体後壁が骨折し骨折した骨片が脊柱管内に突出すると，脊髄の麻痺症状が出現することもある．

2. 診断

問診にて外傷歴の有無を聴取し，疼痛の部位を叩打痛などで確認する．X線2方向の撮影で椎体骨折の有無を確認する．新鮮例で椎体高が低下していない状態では，X線では新鮮圧迫骨折が確認できないことが多い．MRI撮影は診断率が高いが，すべての症例でMRI撮影を行うことは困難である（**図 6-10**）．

6. 周辺疾患診療の動向

表 6-1　骨粗鬆症治療薬の推奨グレード一覧

		骨密度	椎体骨折	非椎体骨折	大腿骨近位部骨折
カルシウム薬	L-アスパラギン酸カルシウム	C	C	C	C
	リン酸水素カルシウム	C	C	C	C
女性ホルモン薬	エストリオール	C	C	C	C
	結合型エストロゲン	A	A	A	A
	エストラジオール	A	C	C	C
活性型ビタミン D3 薬	アルファカルシドール	B	B	B	C
	カルシトリオール	B	B	B	C
	エルデカルシトール	A	A	B	C
ビタミン K2 薬	メナテトレノン	B	B	B	C
ビスホスフォネート薬	エチドロン酸	A	B	C	C
	アレンドロン酸	A	A	A	A
	リセドロン酸	A	A	A	A
	ミノドロン酸	A	A	C	C
SERM	ラロキシフェン	A	A	B	C
	バゼドキシフェン	A	A	B	C
カルシトニン薬	エルカトニン	B	B	C	C
	サケカルシトニン	B	B	C	C
副甲状腺ホルモン薬	テリパラチド	A	A	A	C
その他	イプリフラボン	C	C	C	C
	ナンドロロン	C	C	C	C

グレード A：行うよう強く勧められる　グレード B：行うよう勧められる
グレード C：行うよう勧められるだけの根拠がない
骨粗鬆症の予防とガイドライン 2011 年版より

3. 治療

　安定型で歩行が可能であれば入院は不要であるが，疼痛管理が必要と思われる場合，麻痺を合併している症例では入院が必要になることもある．保存治療としてまずは臥床安静を行うが，長期の臥床安静は ADL の低下につながる恐れがあるため，できるかぎり硬性コルセットを着用し早期の離床を目標とする．ただし，円背の強い症例や，認知症の症例ではコルセットの着用が困難な症例もある．多くは 1 ～ 2 週間の臥床で疼痛が軽減し歩行可能となる．椎体圧潰が進行していないかどうか受傷後 2 ～ 3 か月は X 線撮影による監視が必要である．偽関節となり腰部痛が継続する場

合や，後壁骨片の脊柱管内突出による脊髄圧迫麻痺が出現した際は手術加療が必要となることもあり整形外科での加療を要する．遅発性麻痺は受傷後 3 ～ 6 か月ほどで出現することがあり要注意である．また骨粗鬆症の検査と治療も同時に行う必要がある．

3 ┃ 大腿骨近位部骨折

　骨粗鬆症が原因で起こる骨折で ADL が低下する可能性が高い骨折であり，死亡率の増加や健康寿命への影響の大きさから対策が社会的に問題となっている．骨折予防は社会的にもきわめて重要視され，おもに転倒と骨粗鬆症の二つの観点から

V. 整形外科疾患

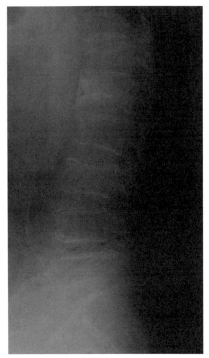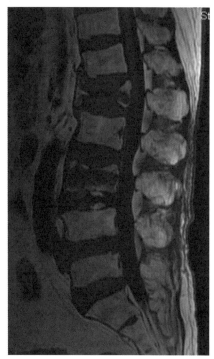

図6-10 単純X線では第1腰椎の椎体が圧潰しているがこれは陳旧例であり，MRI撮影にて第3腰椎椎体がT1強調画像で低信号を呈し新鮮圧迫骨折と診断される

対策が進められている．骨折の予防と，骨折の早期診断が総合内科医にも求められる．

1. 概念

わが国における大腿骨近位部骨折は年間15万人以上に達していると推定され，経年的に増加している．大腿骨転子部骨折は大腿骨頸部骨折の約2倍の発生率で，大腿骨転子部骨折のほうがより高齢者が多いとされている．男女比はおおよそ1：4で女性に多い．

大腿骨近位部骨折は，大腿骨頸部骨折と大腿骨転子部骨折に二分される．大腿骨頸部骨折は関節内骨折であり，大腿骨頭下から転子間線近位までの骨折である．大腿骨転子部骨折は，関節外骨折であり，転子間線から小転子基部までの骨折である（図6-11）．

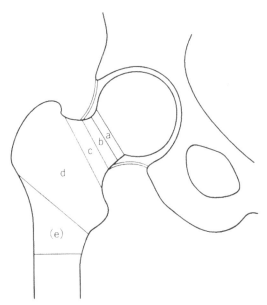

図6-11 大腿骨頸部骨折の分類
Ⅰ．内側骨折
　a：骨頭下骨折　b：中間部骨折
Ⅱ．外側骨折
　c：頸基部骨折　d：転子部骨折　e：転子下骨折

2. 診断

単純X線で骨折の診断が可能であることが多いが稀に単純X線で骨折線が確認できないこともある．X線で骨折線が確認できないが骨折を疑わせる強い疼痛を認める時は，MRI撮影を行い骨折線に一致してT1強調画像で低信号域，T2強調画像で高信号域を認めることができることが多い．

3. 治療

重篤な全身合併症を伴い歩行の見込みが無い場合は保存治療が行われることもあるが，ほとんどの症例で手術加療が選択される．手術は受傷後できる限り早期に手術を実施することが望ましい．

大腿骨頸部骨折は転子部骨折に比較して骨癒合が障害されやすい．これは本骨折が関節内骨折のため滑液が流入することや，骨折線が垂直方向になりやすく，骨片間に剪断力が働き，骨片間に離開を生じることによる．また骨折により骨頭への血流が阻害されるため，骨頭の阻血を生じ，これも骨癒合障害となると同時に骨頭壊死の続発の原因となる．本骨折では非転位型では骨接合術が，転位型では人工骨頭置換術が行われることが多いが，その手術適応にあたっては患者の年齢，身体活動性，全身状態を考慮する必要がある．骨接合術後には骨頭壊死，偽関節などの合併症があり経過観察が必要である．人工骨頭置換術後には脱臼，感染，周囲骨折などの合併症もある（図6-12）．

大腿骨転子部骨折は，sliding hip screw や short femoral nail などの内固定具を用いて骨折部を固定することが多い．整復位が良好で骨折部の固定性に問題がなければ，早期荷重を許可することができる．偽関節やラグスクリューのカットアウトなどの合併症があり骨癒合が得られるまで経過観察が必要である（図6-13）．

4. 予後

受傷後適切な手術を行い，適切な後療法を行ってもすべての症例が受傷前のADLに復帰できるわけではない．1年後の歩行能力が受傷前とほぼ同様に獲得できるのは約半数程度である．機能予後に影響する主な因子には，年齢，受傷前の歩行能力，認知症の程度がある．また生命予後は1年以内の死亡率が10～15%とされている．生命予後に影響する因子は性別，年齢，受傷後の歩行能力，認知症などがある．

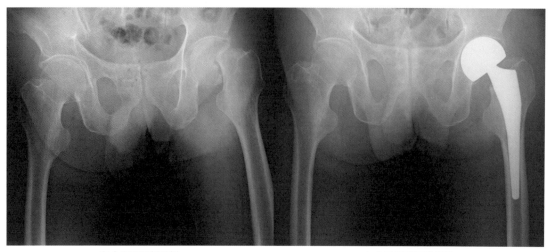

左大腿骨頸部骨折　　　　　　　　　　左人工骨頭置換術後

図6-12

V．整形外科疾患

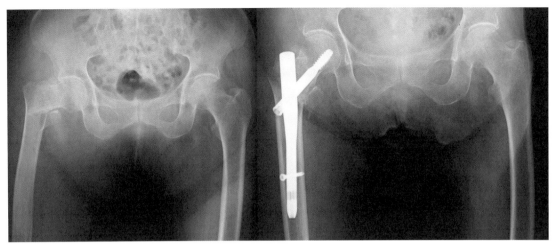

右大腿骨転子部骨折　　　　　　　　観血的整復内固定術後

図6-13

4 関節リウマチ

1．概念

　関節リウマチは多発性の関節炎を主症状とする原因不明の炎症性自己免疫疾患である．病変は関節の滑膜炎で始まり，当初は手足などに限局した疼痛と主張が主体であり，次第に全身の関節が侵され，関節の変形，疼痛，動揺性が生じて機能障害をきたす．有病率は約0.5～1％と考えられている．日本ではRA患者は約60～70万人と推定されている．40～50代に発症のピークがあるが，高齢で発症する場合もある．女性の罹患率は男性の5倍である．

2．診断

　関節リウマチの診断では，身体診察，画像診断，血液検査を行う．身体診察では，疼痛，圧痛，腫脹関節の部位を確認する．また関節変形や可動域制限の有無も確認する．手指に生じる変形としては，尺側偏位，スワンネック変形，ボタン穴変形，オペラグラス手などがあり，足に生じる変形としては外反母趾，開張足，扁平三角状変形などがある．画像検査では単純X線で関節破壊像を確認し，MRIを用いると炎症性滑膜も診断も可能となる．血液検査では，RFや抗CCP抗体が陽性となることが多く，疾患の活動性があがるとCRPや赤沈が上昇する．2010年のACR/EULARがRA分類基準を報告しており，6点以上で関節リウマチと診断される．（表6-2）

3．治療

(1) 薬物療法

　薬物療法の進歩によって発症早期からの積極的治療による疾患コントロールが可能となっている．薬物療法には非ステロイド性抗炎症薬（non-steroidal anti-inflammatory drugs：NSAIDs），副腎皮質ステロイド，疾患修飾性抗リウマチ薬（disease-modifying antirheumatic drugs：DMARDs），生物学的製剤が使用される．

　NSAIDs：関節の疼痛や腫脹を軽減させる目的で使用される．NSAIDsには多くの種類があり，高齢者や胃・十二指腸潰瘍の既往のある患者は，COX_2選択阻害薬であるNSAIDsを使用するべきである．

　副腎皮質ステロイド：強い抗炎症作用があり，関節の疼痛や腫脹を軽減させる効果がある．全身性の炎症所見が強い場合や，関節外症状を有する場合に使用される．最近では，ストロイド投与で骨破壊の抑制効果も報告されている．ただし，副腎ステロイドの副作用は多種であり，特に関節リウマチと共に骨の脆弱化が強く進むことがあり骨

6. 周辺疾患診療の動向

表 6-2　ACR/EULAR の RA 分類基準　2010 年

RA 分類基準 カテゴリー A ～ D のスコアを加算し，6 点以上で RA と確定	スコア
A. 関節病変	
大関節　1 か所	0
大関節　2 ～ 10 か所	1
小関節　1 ～ 3 か所（大関節病変の有無にかかわらず）	2
小関節　4 ～ 10 か所（大関節病変の有無にかかわらず）	3
関節　　10 ヵ所以上	5
B. 血清学的検査	
RF　抗 CCP（ACPA）抗体ともに陰性	0
RF　抗 CCP（ACPA）抗体のいずれかが軽度陽性	2
RF　抗 CCP（ACPA）抗体のいずれかが強度陽性	3
C. 急性期反応物質	
C 反応性蛋白（CRP）赤沈ともに正常	0
C 反応性蛋白（CRP）高値又は赤沈高値	1
D. 症状持続期間	
＜ 6 週間	0
≧ 6 週間	1

密度の定期的評価が必要である．

DMARDs：RA の炎症の鎮静化と関節破壊の抑制の目的に使用される．可及的早期に投与開始し，効果が得られない場合は他の DMARDs に変更する．免疫調節薬としてサラゾスルファピリジン，ブシラミン，金製剤，D-ペニシラミンなどが，免疫抑制薬としてメトトレキサート（MTX），レフルノミド，タクロリムスなどがありそれぞれ異なった特徴を持つ．現在は骨破壊抑制効果が証明されているメトトレキサートが第一選択となりつつあるが，間質性肺炎や骨髄抑制などの副作用もあり注意が必要である．

生物学的製剤：生物が産生した蛋白質を利用し，遺伝子工学を用いて開発された薬剤のことである．わが国ではインフリキシマブが 2003 年に承認されたのが最初で，現在は 7 種類の生物学的製

剤が使用可能である．非常に強い抗炎症作用と関節破壊抑制効果を持っており，関節リウマチに対する治療でこれらの役割はさらに拡大していくことが予想される．

（2）手術療法

手術療法は滑膜切除術，切除関節形成術，関節固定術，人工関節置換術などがある．

滑膜切除術：関節破壊が進行する前の膝関節，肘関節，手関節などの関節で，滑膜炎の鎮静化が得られないときに行われる．炎症滑膜を切除することで一定の抗炎症の持続効果が期待される．

切除関節形成術：関節変形による骨突出などで機能障害を生じている関節に行われる．手関節における尺骨遠位端切除術や，足部における中足骨頭切除術などが代表的である．

関節固定術：変形と動揺性のため機能障害を生じている関節に対して行われる．手関節，手指，足関節などに適応がある．

人工関節置換術：股関節や膝関節により多く行われており，良い成績が示されている．関節破壊を生じ ADL の低下している患者には積極的に手術がすすめられている．最近では，肘関節や手指，足関節などにも行われるようになってきている．

6 ┃ 変形性関節症

1. 概念

変形性関節症は，関節軟骨が変性し関節炎を生じる疾患である．関節軟骨の変性・破壊が進行すると，関節辺縁や軟骨下骨で骨増殖性変化を認め，さらに二次的な滑膜炎を生じる．症状としては，疼痛，腫脹，可動域制限，変形などを認める．加齢，肥満，遺伝的素因などが全身的要因として挙げられ，局所的要因としては関節外傷，関節の動揺性，関節への力学的ストレスなどが挙げられる．

2. 診断

身体所見として，まずは関節痛である．疼痛は運動開始時に強く安静で軽減することが多い．また関節液の貯留や骨増殖性変化のため関節腫脹を

認める．さらに関節症が進行すると可動域制限，変形などが出現する．画像診断では，X線撮影にて関節軟骨の摩耗による関節裂隙の狭小化を認め，進行すれば関節裂隙が消失する．関節辺縁の骨棘形成，軟骨下骨の骨硬化像を認める．時に骨嚢胞や関節内遊離体などが出現する．CT撮影やMRI撮影なども関節症の程度の評価に有用である．血液検査では特別な異常値を示すものは少ない．

3. 治療

変形性関節症の治療の原則は，まずは保存治療が試みるべきである．運動療法，薬物療法，装具療法，関節注射などが行われる．保存治療に抵抗性のある場合手術療法が行われるが，手術には関節鏡手術，骨切り手術，人工関節手術などがありそれぞれ部位や病期に応じて手術が選択される．

6 痛風　高尿酸結晶

1. 概念

尿酸の産生量の増加もしくは排泄量低下のために高尿酸血症となり，尿酸塩が組織に析出・沈着し，痛風発作や，痛風結節，尿路結石，腎障害などを生じる疾患である．食生活など生活習慣の変化によりわが国での高尿酸結晶症と痛風の頻度は増加している．痛風の発症は30歳〜50歳台の男性に多い．血清尿酸値が高いほど痛風発作の頻度が増大する．

2. 症状

高尿酸血症では特に症状を呈さないが，高尿酸結晶が長く継続すると，痛風発作や痛風結節など原因となる．痛風発作は母趾の中足趾節関節に初発することが多い．罹患関節部位に疼痛と腫脹，発赤が出現し数日で疼痛は軽減するが，頻回に再発を繰り返すと慢性関節炎となることがある．また手指や足趾の皮下に尿酸塩が沈着し肉芽組織が形成され痛風結節となる．

3. 診断

血清中の尿酸値が7 ml/dl以上で高尿酸血症の診断となる．

4. 治療

痛風発作時には常用量の1.5〜2倍の非ステロイド性抗炎症薬を短期間に限って使用する．痛風発作時の尿酸調節薬の処方は発作の悪化や遷延化を生じるため，尿酸調節剤は発作が沈静化してから使用する．痛風発作症状の消失後に，尿酸生成抑制薬（アロプリノール）もしくは尿酸排泄促進薬（ベンズブロマロン，プロベネシド）を処方する．尿酸生成抑制薬は，尿酸値の急速な低下による痛風発作の惹起の可能性があり少量より処方する．尿酸排泄促進薬は尿アルカリ化薬を併用すべきである．いずれの場合も血清尿酸値を6 mg/dl以下にコントロールすることが望ましい．

7 偽痛風　CPPD 結晶沈着症

1. 概念

関節内に遊離したピロリン酸カルシウム（CPPD）が原因となり，急性関節炎を起こす病態である．CPPD結晶沈着症や，軟骨石灰化症などと呼ばれる．

2. 診断

身体所見で1〜数か所の急性関節炎症状を認める．熱発を伴うことも多い．高齢者に多く，膝関節が約半数で，他の大関節にも起こる．症状は数日〜2週間ほどで軽快する．X線撮影で関節内の石灰沈着像が確認できる．血液検査では，白血球数やCRP値の上昇や赤沈の亢進がある．関節液検査でCPPD結晶の確認も診断に有用である．

3. 治療

関節軟骨や人体に沈着したCOPD結晶を除去する方法はないため，偽痛風の関節炎に対する対症療法が中心となる．急性期の関節炎には

6. 周辺疾患診療の動向

NSAIDs の経口投与や，副腎皮質ステロイド薬の経口もしくは関節内投与が行われる．ステロイド薬を使用する際は，化膿性炎症でないことを確認しておく．

8 | 高齢者の腰痛症

1. 概念

高齢者では骨粗鬆症や脊椎変性疾患により腰痛を訴える患者は多い．腰痛のため活動性が低下し，QOL が低下することも少なくない．腰痛を来す疾患は多く，腰仙椎を中心とした脊椎変性疾患に伴うものが多いが，ほかに脊椎の腫瘍性疾患，炎症性疾患，内臓疾患，心因性腰痛などがある．(**表6-3**)

2. 診断

問診では，主訴，発症様式，経過，疼痛の特徴などを確認する．消炎鎮痛剤が効かないような激痛であれば，腫瘍性疾患や炎症性疾患，新鮮脊椎圧迫骨折などを疑う．診察では，まずは患者がどのように診察室に入るかを確認する．歩行が困難で車いすやストレッチャーが必要とする場合は，激痛を有していることがあり脊椎変性疾患以外の可能性も考慮する必要がある．腰痛の部位を確認するが，的確に把握できないことも多い．棘突起の圧痛や脊柱の叩打痛は脊椎新鮮圧迫骨折に認めることが多い．また下肢症状を合併している時には，神経学的所見を確認することも必要である．画像診断ではまず単純 X 線撮影を行い多くの患者は脊椎変性疾患が確認できるが，新鮮圧迫骨折や腫瘍や感染などは同定できないことも多い．必要に応じて CT，MRI 撮影，骨シンチグラムなど検査を追加する．炎症性疾患や腫瘍性疾患などが疑われる時は，血液検査も行う必要がある．

3. 治療

生活指導，薬物療法，ブロック注射などの保存治療が中心となる．高齢者では各臓器の予備能力が低下しており，合併症を有していることも多い．薬物療法は少量より開始し，有害事象が無いか経過観察を行いながら，増量し至適容量を探ることが望ましい．具体的な処方としては，NSAIDS や筋弛緩剤，骨粗鬆薬などが挙げられるが，いずれの薬を処方する際にも，薬物の副作用や併用薬との相互作用に注意する必要がある．

まとめ

今回は総合内科での診療において扱うことの多い，主な整形外科疾患についてまとめた．整形外科疾患は数多くここで述べたものは一部に過ぎないが，今後の高齢者社会において，総合内科医と整形外科医が担う役割は非常に多く，共に協力しながら診療をすすめることは重要なことであろう．

文献

標準整形外科学　第 9 版　医学書院
今日の整形外科治療指針　第 5 版　医学書院
骨粗鬆症の予防と治療のガイドライン　2011 年版
高齢者の腰痛診療　vol.22 No.6 Orthopaedics

(西脇聖一)

表6-3　腰痛をきたす疾患

脊椎腫瘍	悪性：転移性腫瘍　多発性骨髄腫　脊索腫　軟骨肉腫 良性：骨巨細胞腫　類骨骨腫　骨芽細胞腫
脊髄腫瘍	神経鞘腫　髄膜腫　上衣腫　神経膠腫
感染	化膿性脊椎炎　結核性脊椎炎　真菌性脊椎炎　腸腰筋膿瘍
血管疾患	脊髄出血　脊髄くも膜下出血　硬膜外血腫
変性疾患	変形性脊椎症　脊椎すべり症　椎間板ヘルニア　腰部脊柱管狭窄症　靭帯骨化症　脊椎骨増殖症
外傷	脊椎圧迫骨折　脊椎破裂骨折　棘突起骨折　横突起骨折　椎間関節脱臼
代謝性疾患	骨粗鬆症　骨軟化症
心因性	仮面うつ病　心身症

第7章

高齢者医療

1 超高齢社会の到来

　総務省が発表した 2015 年の国勢調査の結果によると，日本の総人口は前回の 2010 年の調査より 0.8％少ない 1 億 2,709 万 4,745 人で，1920 年の調査開始以来初めて減少に転じた．

　2017 年の出生数は 94 万 6,060 人で 2 年連続で 100 万人を割り込み，女性が一生に産む子どもの平均を示す「合計特殊出生率」は 1.43 で，最低を記録した 2005 年の 1.26 から改善しつつあるが人口を維持するのに必要な 2.07 にはほど遠く，人口減少に歯止めがかからない．

　25 年後の 2060 年の人口は 8,674 万人に減少すると推計され，高齢化率は 40％に達する．高齢者 1 人の医療費や年金は現在 3 人の現役世代で支えているが，このまま高齢化が進むと 2060 年には 1.2 人で支えなければならなくなる．

　2018 年の敬老の日に総務省が発表した人口動態によると，65 歳以上の高齢者は前年より 44 万人多い 3,557 万人となり過去最多を更新し，総人口に占める割合は 28.1％となった．70 歳以上が 2618 万人で総人口の 20.7％を占め国民の 5 人に 1 人を超えた．労働力調査では，65 歳以上の就業者は 2013 年以降急増し 2017 年に最多の 807 万人となり全就業者の 12.4％を占めるに至ったが，その 40％はパートなど非正規雇用者である．90 歳以上の人口は 2017 年に 206 万人となり初めて 200 万人を突破した．

　乳幼児死亡率が低下し，子供が成人前に亡くなる可能性は少なくなった．親は子供が幼少時に亡くなることを想定しておらず，病気や事故でわが子が亡くなることを容認し難い．小児休日診療所はいつも満員である．200 万人を超える国民の死をもたらした太平洋戦争も終戦後 70 年が経ち，戦後のベビーブームの世代の大部分が 2025 年には 75 歳を迎える．

1　人口ピラミッド

　わが国の人口は，1950 年（昭和 25 年）頃までは典型的なピラミッド型を示したが，その後 1970 年（昭和 45 年）頃からは成人期までの死亡がほとんどなくなり底上げ型になり，最近では尻すぼみ型となっている．さらには 2050 年には逆三角形型になると予測されている．15 〜 64 歳の生産年齢人口が，65 歳以上および 14 歳以下の従属年齢人口を下回るようになると，国の経済や福祉政策にも多大な影響を及ぼしてくる．

　高度成長期の老人医療費無料化はわが国の平均寿命を 10 年押し上げたが，同時に人間の尊厳をも喪失させるような終末医療の現実がある．延命医療は要らないと思いながら，意識がないままスパゲッティー症候群と呼ばれる状態で生かされ続けることになる．半数以上が自宅で死を迎えたいと思いながら 9 割以上が病院で亡くなっているのが現状である．

2　急速な高齢社会の進行

　昭和 33 年（1958 年）東京大学に老年病学講座が開設され，次いで昭和 37 年（1962 年）京都大学に老年医学講座が開設された．京都大学の

老年医学講座は内科学の3講座より各2名，公衆衛生学，生化学，リハビリ部門より各1名の9名の陣容でスタートした．

当時の65歳以上の老年人口は7～8％であり，これが2倍の15～16％に達するのに欧米では100年以上を要したのに対してわが国では30年でそのような高齢社会がやってくると予測された．対応を誤ると大変なことになるという危機意識は強く，東京大学，京都大学に次いで多くの大学に老年医学の講座が新設された．

半世紀を経て当初の予想をはるかに上回り，老年人口は25％を超え4人に1人が65歳以上という超高齢社会がやってきた．このような事態に大きな混乱もなく対応できているのは，高齢者医療無料化や介護保険制度の導入など医療制度の整備もさることながら，元気なお年寄りが増えて年齢だけで単純に比較できなくなってきたという事情にもよる．

60歳は還暦，70歳は古稀として長寿を祝う習慣がわが国では古くよりあったが，今では70歳は古来稀でも何でもなく単なる通過点の一つにすぎなくなった．

3　百寿者の医療

百歳老人は百寿者（Centinarian）といわれる．現実に1世紀を生きぬいてきた人たちである．調査が開始された1963年（昭和38年）の100歳以上の高齢者はわずかに153人であった．35年後の1998年（平成10年）には百寿者は1万人を超え，2011年（平成23年）には4万7,756人に達した．2026年（平成28年）の国勢調査では6万人を突破し，誰でもが寿命の限界まで長生きできる「人生100年時代」が現実にやってきたのである．

金さん，銀さんという100歳を超えた姉妹がテレビのクイズ番組に出て賞金をもらい，「何にお使いになりますか」と聞かれて歯のない口をそろえて「老後に備えます」と答えたのは微笑ましい光景であったが，確実に100歳を超えてなお老後の備えが必要になってきた．

田中角栄首相が所得倍増計画をひっさげて登場し，短期間のうちに国民の年間所得は飛躍的に伸びた．老人医療費は無料となり，病院の待合室は暇をもて余した老人のサロンと化し，早朝より早起き老人が詰めかけてワイワイガヤガヤ．「今日は誰々さんの顔が見えんようやけど，どこぞ体の具合でも悪いんかいな」という笑えないジョークがはやった．

それでもまだ家族制度の名残りが健在で，4世代同居の家族に見守られながら家庭で最後を迎えるお年寄りも多かった．現在では核家族化が浸透し，独居あるいは高齢夫婦の所帯が増え大きな社会問題となっている．

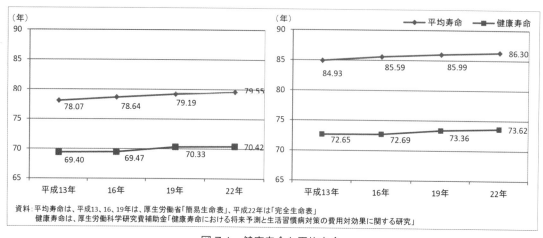

図7-1　健康寿命と平均寿命

4　平均寿命と健康寿命

　平成 25 年度から新たな健康増進対策として「第 2 次国民健康づくり運動（健康日本 21）」が進められている．健康増進の中心課題は健康寿命の延伸である．健康寿命は，健康で長生きできる期間として設定された．「健康日本 21（第 2 次）」では国民生活基礎調査の結果に基づき「日常生活に制限のない期間の平均」を健康寿命とし，平均寿命の延びを上回る健康寿命の伸長を目標としている．

　全国での健康寿命と平均寿命の推移は**図 7-1**に示す如くである．2001 年（平成 13 年）の健康寿命は，男性で 69.40 年，女性で 72.65 年であったが，男女とも順調に健康寿命が延び，とくに平成 22 年以降わずかながら平均寿命の延びを上まわっている．

　2017 年（平成 29 年）の日本人の平均寿命は，男性が 81.09 歳，女性が 87.23 歳で，ともに過去最高を更新し世界のトップクラスを維持している．1990 年（平成 2 年）代以降，社会的入院を減らし在宅医療推進の方策がとられてきたが，高齢者では在宅復帰が困難な患者が多く不健康な生活を余儀なくされている．平均寿命と健康寿命の差は，2013 年（平成 25 年）の時点で，男性で 9.02 年，女性で 12.4 年である．健康で日常生活が送れなくなってなお 10 年の歳月を送らなければならない現実をどう受け止めるか，老年医療の在り方を考え直す必要がある．健康で日常生活を送れる期間をいかに延ばすかを考えると同時に，不自由な生活を強いられる期間を快適に過ごせる手助けをする介護医療の充実を図るには何が必要かを考えて行かねばならない．

5　老年医学と老年学

　老年医学と老年学の違いは何か．老年医学（Geriatrics）が純粋に高齢者の医学的側面を取り扱うのに対して，老年学（Gerontology）は医学のみならず医療制度，年金，雇用問題，その他，高齢者を取り巻く諸問題を包括的に扱う社会科学である．

　ちなみに，Gastroenterology，Nephrology，Cardiology，Ophthalmology，など ology の語尾をもつものは単一の臓器を診療する臨床医学であり，Geriatrics，Pediatrics，など atrics の語尾をもつものは全人的に診療する診療科を意味するという説がある．

6　専門医療と総合医療

　医療は必然的に個人をとりまく生活環境や経済的基盤に左右され，純粋に医学的見地に基づいて対処できるものではない．医療の専門分化，臓器別診療では賄いきれない部分が高齢者の医療には必然的についてまわる．介護施設など社会福祉政策の整備充実を図ると同時に，高齢者に対する医療の概念を再構築する必要がある．

　疾患発症前の 1 次予防から，生活習慣病に起因する救急疾患発症の予防（2 次予防），急性期治療後のリハビリテイション，回復不能な後遺症に対する介護支援，終末期における看取りの医療まで，個人の一生を通じて，そのすべての段階にひとりの医師が関わることは不可能であるが，医師として現在どの段階で関わりをもっているのかを認識し自分の役割を逸脱することなく患者本位の医療を行うというのが原点となるであろう．

　医学が進歩しても不治の病がなくなることはないし，ヒトは寿命を越えて永遠に生きることはできない．終末期医療は死を前提として心の平安を追及する医学である．

7　老年医学は予防医学

　多くの臨床医は自分の専門分野のなかで疾患の治療に全力をつくすが，同時にいかに発症を予防するか，いかにこれ以上の悪化を防ぐかを常に考えているはずである．

　予防医学は何も予防注射や公衆衛生活動にとどまらない．現実に内科診療は予防医学的治療が相当の比重を占めるに至っている．内科医自身があまり意識していないが，生活習慣病に対する治療は予防医学的内科診療と言ってもよい．高血圧，高脂血症，糖尿病など専門的知識を要求される診療も，10 年先の合併症をいかにくい止め健康状

態を確保するかを考えて治療するという意味で予防医学的診療であると言える.

「症状のないときが治療のしどき」. 症状のない時期にいかに生活環境を改善し不可逆的な血管イベントの発症を予防するかが問われている.

1950年代までの医療は, 脳出血や心筋梗塞で倒れたり, 腹痛その他の症状が出て初めて医者にかかるのが当たり前で, 症状のない時期の高血圧や高脂血症は診療の対象とは考えらなかった. 降圧薬レゼルピンはうつ病の発症が副作用としてあり, 脂質異常症の治療に至っては重篤な副作用のためにスタチン製剤が開発されるまでは全く手つかずであった.

高齢者医療の基本となるのは予防的医療と救急医療である. 慢性疾患の経過中に救急処置を要する緊急事態が突発することは高齢者ではしばしばおこり得ることである. 日頃から搬送病院との連絡を密にしておく必要がある.

救急事態が発生した時に受け入れてもらえる医療機関があることは心強いことである.

8　DNR（Do Not Resuscitate）

急性期病棟から介護病棟へ患者さんが転棟してくると看護師サイドより, 「家族に病状をよく説明してDNRをとってください.」と言われる. DNRとは"Do Not Resuscitate"の略語である. "resuscitate"を英和辞典で引くと, "蘇生する, 復活させる"とあり, "resuscitate a drowned man by artificial respiration"（人工呼吸で溺れた人を生き返らせる）というような例文が掲載されている. DNRとは「急変時に救命措置を施さない」という意味であり, 日常の医療において一切治療をしないと言う意味ではない.

9　老衰死はあるか

死亡診断書には, 直接死因となった病名, その原因となった疾患, 直接死因と関係ないが影響を与えた疾患, の順に記載することになっている. 従来, 直接死因となる何らかの臓器障害あるいは疾患が必ず存在するはずであるとの考えのもとに, 呼吸不全とか心不全とかの病名が死亡診断書に記載されてきた. 1980年代に日本老年医学会のシンポジウムで, 老衰死はあるかという問題が取り上げられた. 高齢者では特に死因として特定できるような所見がなく, 老衰と言わざるをえない場合が数パーセント存在する.

老衰死に対する日本老年医学会のアンケート調査があり質問票が送られてきた. 老衰死の診断頻度とその診断基準に対する考え方を問うものであった. 療養病棟で高齢者医療を担当するようになり, 年間約30例が死亡し, そのうち老衰と診断したものが数件ある. 脳梗塞後遺症で療養中の高齢者でも, 脳梗塞の程度が直接死因となるものでなければ老衰と記載するよう当直医に申し送りをしているが, 急性期医療を担当している医師には老衰と診断することに違和感があるようである.

死亡診断書の記載について医師会では講師を招いて啓蒙に努めているが, 心不全, 呼吸不全という診断はできるだけ使用しないように指導されている.

10　看取りの医療

わが国は世界にも類を見ない高齢社会になった. 平均寿命は, 女性87歳, 男性80歳となり, 誰でもが寿命の限界まで生きることが出来るようになったと言える. 認知症もなく自立して生活している100歳老人もあるが, 年余にわたり意識がないのに経管栄養で生かされ続けている高齢者もある.

両親あるいは祖父母など親族をどのようなかたちで看取るか, 家族の思いはまちまちである. これ以上苦しめたくないので何もしないで欲しいという家族もあれば, 息をしていてくれるだけで心の支えになるのでできるだけ長く生きていて欲しいという家族もある.

療養病棟は基本的には看取りの病棟である. 急性期病棟での治療が限界で回復の望みがなくなった場合, どこまで医療を行うか. 自宅にひきとり家族で看取る介護能力のある家庭は現在では極めて少ない. 急性期病棟が救命および社会復帰を目標に最大限の医療を施す場であるなら, 療養病棟は介護中心の看取りの医療を担う施設である.

11 療養病棟連絡会

　草津総合病院では，院長直属の諮問機関として療養病棟連絡会を3か月に1度開催してきた．メンバーは総合内科医および療養病棟の診療に携わる医師，看護部長，副看護部長，医療安全担当看護師長，WOC担当師長，各療養病棟看護師長，主任，副主任，に加えて，薬剤部，臨床検査部，栄養科より委員を出してもらい，医事課長，医局支援室，MSW（Medical Social Worker）が資料その他の準備を行った．理事長，院長，療養担当副院長にオブザーバーとして出席いただき，療養病棟運営に関する提案や改善点に関する生の声を聞いていただき，実現可能かどうかの見解を示していただいた．

　急性期医療が救命あるいは治癒を最終目的とする医療であるのに対して，介護医療あるいは終末期医療は死を前提とした医療である点で本質的に異なる．若くして進行癌が見つかり最早治療手段がないと言うような場合にも，患者さんは「何で私だけがこんな目に遭わなければならないのか」という不運を嘆き現実をなかなか受け入れられない．死を受容し甘受するまでの葛藤は並大抵ではない．老年者も同様であるが，療養病棟の医師，看護師は，死に対する恐れや不安を共有し，受け入れがたい葛藤を乗り越えて心の平安に達するまでの患者さんの揺れ動く心理に根気よく付き合うしかない．

12 終末医療に対する過剰な期待

　半世紀前，多くの高齢者が自宅で家族に見守られながら終末期を迎えることができた．食事が摂れなくなればいよいよ寿命がきたかと安らかに死を迎えることができるように，家族が寄りそい世話をした．現在では，高齢者の大半が病院で死を迎えるようになり，人工呼吸器や人工栄養に支えられて寝たきりの生活を強いられている．一旦装着した人工呼吸器は取り外すことができない．

　周防正行監督の「終の信託」は，延命治療に対する問題を投げかけた話題作であった．患者からの信頼も厚い女医（草刈民代）は，重度の喘息で入退院を繰り返す患者（役所広司）が心肺停止状態で搬送され気管内挿管により呼吸管理を行うが，意識が戻らないため抜管を決意する．最後の時は早く楽にして欲しいという患者との"終の信託"に沿っての決断であったが，刑事事件に発展し殺人罪で厳しく追及されることとなる．

　現役の法律家，朔立木氏の同名小説の映画化で，我々が老年医療の現場で直面する日常のジレンマをリアルに描き出している．

13 医療療養病棟と介護療養病棟

　療養病棟には，医療療養病棟と介護療養病棟の2種類がある．いずれも定額制医療で，個々の医療行為に対して保険請求はできない．厚労省は介護保険による介護療養病棟の病院における併設を2018年3月末に全面廃止の方向性を打ち出したが，現場の猛反撥を受けて移行期間を設けることになった．医療費削減は厚労省の既定路線であり，急性期病棟の病床数を大幅に削減し社会的入院を抑制する方針である．基幹病院を整備し，中小病院，有床診療所の病床を整理するとともに入院診療報酬にDPC制度を導入して入院期間の短縮と在宅医療の推進を進めている．

　急性期治療が終了したが，在宅復帰が困難な場合には地域包括病棟に収容するが，2か月後には，退院して自宅に帰ることを要請される．療養病棟に移る場合には患者家族と面談のうえ「これ以上回復が期待できず，療養病棟に転棟していただきますが積極的治療は行わないことをご了解ください．終末期を心穏やかに過ごしていただけるよう介護中心の医療を行います．年齢から言っても急変の可能性がありますが，急変時には気管内挿管などの無理な救命措置は原則として行いません」という終末医療に関する同意書に署名していただく．法的に意味をもつものではないが，客観的状況をはっきり伝え，患者さんおよび家族に現状を認識してもらうには必要な措置である．

14 医療訴訟

　世は訴訟時代である．トラブルの根底には医師あるいは医療スタッフに対する不信感，コミュニ

ケーションの不足が存在する．医療においては結果が良いことばかりではない．急性期医療であろうが，終末期医療であろうが，医師の側からすればやむを得ないと思われるようなことであっても患者あるいは家族サイドからすればなんとかならなかったのかという思いがつきまとうのも当然であろう．このような事態が日常的に起こる現場では，慣れからくる説明不足や配慮のなさが大きな不信感を招く．「言った」，「言わない」の水掛け論を避ける意味でも同意書にサインしてもらうことが必要である．

　いつも病院に来て付き添っている家族は，医師や看護師の苦労もわかるが，初めて臨終にかけつけた親族からクレームがつくことはよくあることである．親族の誰かが「うまく言いくるめられたのだろう」などと言えば，同意した家族も「つい弱気になって同意してしまったのかも知れない」と思うようになる．親族の中の立場関係で，お嫁さんには「それは私が同意したことです」とはっきり証言してもらうことは先ず期待できない．

　誰もがスパゲッティー症候群といわれるような状態で生かされ続ける事態は避けたいと思いながら病院での終末医療はこのような状況に陥りがちである．

　終末医療における栄養管理に関して日本老年医学会が作成したガイドラインに対する意識調査が行われた．経管栄養や胃瘻造設などの中止時の法的根拠についてどう思うかというアンケートである．人工呼吸と同様に中止することには医師側にも相当の抵抗がある．

　医療経済としては終末医療に要する費用はできるだけ抑えたいという考えも解らないではないが，家族の思いを無視しての画一的対応はトラブルのもとである．

　患者さんや家族と面談する際には，受容的態度で臨み，決して高圧的に上から目線でものを言わないことである．患者さんや家族にも色々な人があるので，初対面のときには医師側も身構えるところがあるが，患者サイドからみると医療行為は医師に任さざるを得ない立場にあるので，どんな先生だろうかという不安で緊張している．医師と

しては最後まで良く話を聞いて，出来ることと出来ない事を冷静に伝えなければならない．はじめは硬かった表情が和らぎ，にこやかに「よろしくお願いします」と言って帰ってもらえれば最初の面談としては成功である．「早くお迎えが来てほしいと思っています」という言葉は決して本音ではない．いくつになっても出来るだけ長く生きながらえたい，生きていて欲しいと思うのではなかろうか．

2 高齢者の身体的特徴

1 老化による生理機能の低下

　総合内科には，小児科を除く15歳以上のすべての年代の患者さんが受診するが，大半は40歳以上の老年予備軍，65歳以上の前期高齢者，75歳以上の後期高齢者で占められる．

　高齢者にみられる身体的特徴は，皮膚のしわ，しみ，脱毛（禿頭），白髪，円背などである．これらの老化に伴う外見上の変化はおおむね暦年齢に相関するが個人差も大きい．

　高齢者では，細胞外液量にはあまり変化が見られないのに対して細胞内液量は著明に減少する．一方，脂肪量は加齢に伴う減少がほとんどみられず，高齢者は相対的に体脂肪量が増加し男女とも内臓脂肪蓄積型となる．体重が不変でも筋肉量は年齢とともに減少する．高齢になってからの無理な減量は益々筋肉量を減少させるので避けなければならない．

　加齢に伴う脂肪組織の多い体組成はインスリン抵抗性をもたらし，高血圧，耐糖能異常，高脂血症をきたして動脈硬化を促進する要因となる．しかし，「あれもいけない」「これもいけない」というばかりが保健指導ではない．高齢者ではもう少し気楽に，それぞれの生き方を尊重して自然体で接しても良いのではなかろうか．100 kgを超えるような高度の肥満は抑制しなければならないが，過度の減量は高齢者には勧められない．

2 予備力の低下

老化による生理機能の低下は，負荷のかからない状態でははっきりしなくても負荷がかかると顕著になる．予備力の低下として現れるのが老化現象の特徴である．高齢者は恒常性維持機能（ホメオスターシス）も低下し，環境の変化やストレスに対する適応が悪くなる．体温調節機能も低下し，高齢者では低体温や高体温をきたしやすい．

加齢により血圧の神経性，体液性調節機構も障害され，血圧の動揺や起立性低血圧も若年者に比べて起こりやすい．高齢者のめまい（眩暈）は起立性調節障害による立ちくらみが多く，耳鼻科で診てもらっても内耳機能には異常が見られないことが多い．

3 高齢者の臨床検査所見

臨床検査の基準値は，正規分布を示す検査項目においては多数の健康な基準個体の測定値の平均値±2標準偏差（m ± 2 SD）の範囲として設定され，この範囲に正常者の95％が含まれる．しかし高齢者については，健康な集団を設定することが非常に困難であるうえに，健康な高齢者は限られたエリート集団であって，平均的な集団とは言えないのではないかという議論がつきまとう．

Hoffmannらは臨床検査室における標準化法として，明らかな異常値を m ± 2.2 SD の範囲外と設定して除外し新たな標準範囲を求め，この truncation（切断）操作を繰り返して最早除外する値がなくなった時点での平均値±2標準偏差（m ± 2 SD）を臨床参考範囲（clinical reference range）として用いることを提唱した．

高齢者においても年代別の基準値の設定が必要であるとする考えも根強いが，我々は，これに対しては反対の立場をとっている．

小児あるいは幼児期の基準値は成人とは質的に意味が異なり別個に設定しなければならないものが少なくないが，高齢者では基本的に若年者の基準値を用いて差し支えない．

加齢とともに血清蛋白は低下傾向を示し，血清クレアチニン，尿素窒素は上昇傾向を示すが，こ

れらは低栄養あるいは腎機能低下を反映したものである．これらの検査がすべて若年基準値の範囲内に収まっている高齢者も少なからず存在する．

高齢者といえども若年者と同一の基準値を用いて評価し，若年者の基準値からの隔たりを個々人における機能低下として捉えるというのが妥当であると思われる．

血圧を例にとっても，平均値は年代を追うごとに高くなるが，これは年齢とともに高血圧の頻度が高くなるのであって，血圧の正常値が上昇するわけではない．俗説として，年齢に90を足した値が血圧の正常値であるといわれた時代があった．50歳の人の収縮期血圧は140 mmHg 以下，70歳の人では160 mmHg 以下が正常であるというわけである．

現在では，WHOの判定は，年齢に関係なく収縮期血圧140 mmHg 未満，拡張期血圧90 mmHg 未満を正常血圧と規定している．

4 老年病の特徴

老年病とは，高齢者に多くみられ，特徴的な病態を示す疾患という意味で使用されることが多いが，若年者と質的に異なるわけではない．一般に加齢とともに臓器機能は低下するが，生理機能の低下に何らかの病的要因が加わった時に疾病は発症する．高齢者ではその経過が加齢変化により修飾され，QOL（quality of life）の低下をもたらし生命予後に影響を与える．高齢者の疾患にはいくつかの特徴があり，治療に際して注意を要する．先ず，同時にいくつもの疾病を併せもつことが多く，バランスよく治療しないとかえって病状を悪化させることがある．

症状が非定型的であることも高齢者の特徴である．高齢者が急に食欲不振に陥り食事摂取量が少なくなった場合には心電図や胸部レントゲン写真をとってみることが必要である．高齢者の心筋梗塞や肺炎では，なんとなく元気がない，食欲がないというような非典型例がある．糖尿病に合併した心筋梗塞は無痛性であることが少なくない．典型的な胸痛をきたす心筋梗塞の頻度は年齢とともに低下し50歳代以下では75％であるのに対し

て，60歳代50%，70歳代26%，80歳代9%と低下する．

高齢者の肺炎は食欲低下が唯一の症状であることが少なくない．呼吸困難，咳，痰などの呼吸器症状が全くみられなくても捻髪音を聴取するような場合には誤嚥性肺炎が疑わしい．採血をしてみると白血球15,000以上，CRP強陽性で，胸部X線写真で肺炎と診断される．直ちに抗生剤の点滴を行うが1日の遅れが運命を分ける．

肺炎ワクチンは5年に1度必ず受けておいて欲しい．65歳以上の初回ワクチンの公費負担による接種が一通り終了した．5年後の肺炎ワクチン接種は有料になる．

また，高齢者では病状の経過が急速で急変しやすい．初診時に状態がそれほど悪くないと思っても，先ず血管を確保したうえで諸検査を行う慎重さが欲しい．

5　高齢者の薬剤代謝

高齢者では，薬剤に対する反応が過敏で，薬剤起因性の障害が起こりやすい．腎機能の低下については常に考慮し，腎排泄型の薬剤では投与量に注意しなければならない．

急性期の入院患者では，高齢者の6〜15%に薬物有害事象が認められる．70歳以上では60歳未満の症例に比べて1.5〜2.0倍の発現率を示す．外来患者でも高齢者では10%以上の薬物有害事象がみられる．

高齢者は複数の診療科を受診することが多く，多剤内服（ポリファーマシー）が問題になる．総合内科医が各診療科の意見を聞いて必要最小限の薬剤に調整することが望ましい．しかし，高齢者に限らず，服用中の薬を中止することには抵抗が強い．医師患者関係が良好で信頼関係が確立していないと服用薬剤の中止は難しい．

6　初診患者の診察

初診時の診察は医師も患者も真剣である．初診の患者さんには充分時間をかけて問診し，胸背部の聴診，腹部の触診などの診察所見や検査結果に基づいて治療方針を解りやすく説明するのは総合

内科医ならずとも医師としての基本である．

高齢者では，薬剤の投与形態も重要である．原則として吸入薬の使用は避け経口投与とすることが望ましい．皮膚より吸収されるテープが心不全や呼吸不全にも多用され，近年，高血圧に対するテープ剤も発売されている．テープ剤は日付を書いて毎朝貼付する習慣をつければ飲み忘れもない．認知症では錠剤のシートを外して一包化するのが望ましい．

介護施設における服薬拒否の認知症患者には散剤は有効な手段である．散剤を微温湯に溶かし味噌汁やスープに混ぜて服用させるのも一法である．

定額制の療養病棟では薬剤費はすべて病院負担となるので，1か月の薬剤費は10,000円を限度とするのが一応の目安になる．1日300円，1食100円となり，最近の高価な新薬はほとんど使えない．高齢なるが故に服薬コンプライアンスが悪くなるわけではないが，認知症の程度や服薬管理能力などを考慮して必要最小限の薬剤投与にとどめる必要がある．

7　かかりつけ医キャンペーン

厚労省は，2016年4月より紹介状の持参せずに来院した新患の初診料を5,000円とする措置を導入した．多くの病院で「かかりつけ医」キャンペーンを行い病診連携の推進に努めている．何がなんでも病院志向，専門医志向が決して患者のためならずということを知ってもらい，治療方針が決まったらかかりつけ医へ逆紹介する．何か気になる症状があれば自己判断せずに先ずかかりつけ医に相談し，必要があれば紹介状を書いてもらって病院を受診するというのが病診連携の本来の形である．

8　高齢者の栄養治療

タンパク質とエネルギーの欠乏が複合しておこる protein-energy malnutrition（PEM）を呈する高齢者は，病院外来通院者で約10%，入院高齢患者で約40%と報告されている．

摂食不能期間が短期であれば，末梢静脈からの点滴あるいは中心静脈栄養が行われるが，長期に

わたる場合は経腸栄養によるカロリー補給を考慮しなければならない.

経腸栄養には，経鼻胃管 ED チューブあるいは胃瘻（PEG：percutaneous endoscopic gastrostomy）造設が行われる．安易な胃瘻造設については問題点が指摘され差し控える傾向にある．経腸栄養剤は 1,000 kcal/ 日を投与した際の微量元素やビタミン含有量が表示されている．栄養科と相談して病態に応じて適切な製剤を選択する必要がある.

9　高齢者の認知機能

アルツハイマー型認知症の CT あるいは MRI 所見では，著明な脳萎縮がみられ，脳室や脳溝の拡大が特徴的であるが，認知症特有の記憶・記銘力障害，見当識障害は海馬におけるグルタミン酸作動性神経伝達の障害を示唆する.

認知症の診断には DSM-Ⅳ の診断基準が用いられる．わが国では長谷川式知能審査スケールが多用されるが，あくまで参考とすべきもので，その得点を鵜のみにすべきではない.

10　医療安全

安全管理の中核をなすものはインシデントの報告である．事実経過を記載し，原因を究明し，再発防止に努める．ヒヤリハットで報告された事例の 10 倍の予備軍があり，その一部がアクシデントに繋がるとすれば，ただ注意を喚起するだけではこれを予防することはできない．例えば名前の取り違いを防止するには患者さんの ID や氏名のバーコードを入力してパスしないと次の作業ができないようなシステムを作り必ず実行するというような具体策が必要である．これを実行するには余裕をもった人員配置が必須条件となる.

11　サルコペニア

ヒトの筋肉量は加齢とともに減少する．この加齢に伴う筋肉量の減少と筋力の低下はサルコペニア（sarcopenia）と呼ばれ，筋肉減少症と訳される．高齢者において筋肉量の減少を予防し筋力を維持することは，健康寿命の延長や QOL

（quality of life）の向上につながる．高齢者の有病率や死亡率とも強い相関を示す．サルコペニアの発症には食餌摂取量の減少に伴う低栄養が関与している．筋蛋白合成に必要なアミノ酸の供給不足は筋力の低下をもたらす.

12　ロコモーティブシンドローム

日本整形外科学会から提唱された移動機能の障害に関連した概念である．変形性膝関節症，胸椎圧迫骨折，腰部脊椎管狭窄症の 3 つが代表的疾患である．これらの疾患により，痛み，関節可動域制限，筋力低下，麻痺，骨折，などをきたしたものをロコモーティブシンドロームと言う.

13　フレイルの意義

フレイルは，"Frailty" の日本語訳で，「虚弱」，「脆弱」，「衰弱」などの意味をもつ．1981 年，Rubenstein は高齢者総合機能評価が必要な対象者を Frail Elderly と表現し，「多くの慢性疾患とともに，精神・心理的な問題を抱えていたり，社会的問題を併せ持つ状態」とした．その後，1999 年の Rockwood らによる frailty index，2001 年の Fried らによる frailty phenomenon などの用語が使われるようになった．わが国においては，その訳語として，当初「虚弱」が用いられてきたが，2014 年日本老年医学会の提唱により「フレイル」が用いられるようになった.

フレイルとは，加齢に伴う様々な臓器機能変化や恒常性・予備能力低下によってもたらされた健康障害であり，脆弱性が増加した状態である．フレイルは，高齢者の生命・機能予後を推定し，包括的高齢者医療を行う際に重要な概念である．フレイル高齢者では，日常生活機能が障害され，死亡率も高くなる.

Weiss によれば，地域在住高齢者におけるフレイル高齢者の頻度は 7 〜 10％とされている．75 歳以上の高齢者におけるフレイルの頻度は 20 〜 30％であり，年齢とともにその頻度は高くなる．また，男性より女性における頻度が高い.

7. 高齢者医療

文献

1. （特集）高齢者医療の現状と展望. 日本内科学会雑誌 Vol 93 NO 12, 2004
2. （特集）痴呆診療. 日本内科学会雑誌 Vol 94 NO 8, 2005
3. （特集）高齢者医療の特徴. 日本医師会雑誌 Vol 135 No 6, 2006
4. （特集）医療安全と診療の質. 日本内科学会雑誌 Vol 101 NO 12, 2012
5. 日本老年医学会：老年医療の歩みと展望. メジカルビュー社 2003
6. 高齢者診療マニュアル. 日本医師会雑誌 Vol 138 特別号（2）2009
7. 荒井秀典：フレイルの意義. 日老医誌 51：497, 2014
8. 荒井秀典編集：フレイルハンドブック. ライフサイエンス 2016

MEMO
廃用症候群

　疾病によるベッド上での安静によって生じた心身の機能低下を廃用症候群という.

　骨折や関節疾患に対するギプス固定や装具による局所の安静は，関節拘縮，筋萎縮，筋力低下などの運動器の機能低下をもたらす. とくに高齢者では，ベッド上の安静が，局所運動機能の低下にとどまらず全身の活動性の低下をもたらし寝たきりとなることが多い.

　心肺機能の低下はさらに活動性の低下をもたらし，皮膚の萎縮と脆弱性を助長し褥瘡を惹起する. 知的活動の低下から，無関心，抑うつ傾向をもたらし，認知症の引き金になる.

MEMO
Werner 症候群

　Werner 症候群は，ドイツの眼科医オットー・ウェルナーがアルプスの小さな谷間の村に住む若年性白内障と皮膚硬化症をきたした 4 人の兄弟を報告し，家系調査から単一遺伝子の障害による常染色体劣性遺伝性疾患であることが確認された. 70％の患者の両親は従兄弟婚であった. 20 歳前後から多彩な生活習慣病が遺伝的に決定されたタイムスケジュールに従って極めて規則的に出現する. 成長遅延が見られ，140 ～ 150 cm の低身長，35 ～ 40 kg の低体重，やや小太りで，四肢が異常に細い特徴的な体系を示し，思春期の身長の伸びがなく，声変わりがないため親が心配して受診して診断されることが多い. 35 歳くらいまでに確定診断されるが，生殖系の発育不全がしばしばみられる. 20 歳頃から白髪，禿頭，白内障，皮膚硬化症がほぼ全例にみられ，30 歳までに糖尿病が 80％の例に，40 歳までに骨粗鬆症が 60％の例に発症する. 脳萎縮は 40 歳で 40％にみられ，動脈硬化が進展して心筋梗塞を起こしたり，悪性腫瘍のために 55 歳くらいまでに死亡する. 平均死亡年齢は 46 歳である. 悪性腫瘍は間葉系由来の肉腫が多く，日本人の家系では甲状腺がん，悪性黒色腫が目立つと報告されている.

3 | 高齢者の代謝

1 電解質代謝

ナトリウム (Na) は糸球体で濾過された後，近位尿細管で約70％，ヘンレループ上行脚で約20％が再吸収され，遠位尿細管以下で微調整されて排泄される．一方，カリウム (K) は，糸球体で濾過された量のほとんどすべてが遠位尿細管で再吸収され，排泄量は集合尿細管での分泌によって調節されている．

「脱水」は，水が失われることにより血清Naが上昇した状態である．わが国では，脱水 (dehydration) は体液量の減少 (volume depletion) の意味で使われることが多いが，欧米では高ナトリウム血症を伴う病態として把握されている．

水・電解質異常は主として入院患者におこるもので，入院患者のマネージメントでは極めて重要である．水・電解質異常の多くは腎臓内科の守備範囲であるので，腎臓内科医あるいは透析医にコンサルトすべきである．病院における無症候性の電解質異常に対するコンサルト率は非常に悪く適切な処置がなされず放置されていることが多い．

(1) 低Na血症

高齢者の低Na血症は入院中にみられる電解質異常の中で最も多い．外来では利尿薬とARB (アンギオテンシンⅡ受容体拮抗薬) の合剤による薬剤性の低Na血症がしばしばみられるので注意を要する．高齢者では腎機能の低下に伴い尿の濃縮能も希釈能も低下しているので，低張な3号輸液を漫然と続けていると低Na血症が起こりやすい．

体内水分量は男性で体重の60％，女性で55％とされる．その2/3は細胞内液，1/3は細胞外液として存在し，細胞外液の3/4は組織間隙に，1/4は血管内に存在する．従って体重が50kgの男性では，体内水分量は30L，細胞外液が10L，血液量は2.5Lとなる．

体内のNaの85～90％は細胞外に存在し血漿浸透圧を保持している．血漿浸透圧は

$$血漿浸透圧 (mOsm/kg\ H2O) = 2 \times 血清Na濃度 + 血糖 (mg/dL)/18 + BUN (mg/dL)/2.8$$

で計算される．

血糖およびBUNが正常の場合，血漿浸透圧は主として血清Na濃度によって規定される．血漿浸透圧は，約10 mOsm/kg H_2O であり，体内総Na量の増減は細胞外液の増減をよく反映する．

血清Na濃度は135～145 mEq/Lに保たれており，135 mEq/L未満は低Na血症と定義される．血清Na濃度が低下してくると利尿薬が効かなくなる．利尿薬使用時には10% NaClを点滴内に補充して血清Na濃度を135 mEq/L以上に保つことが必要である．

意識障害をきたすほどの低Na血症は直ちに治療を要するが，無症候性として放置されている低Na血症のなかには食思不振や活力低下の原因になっている場合がある．

(2) 高Na血症

血清Na濃度が145 mEq/L以上の場合は高Na血症と定義される．腎性および腎外性に水が失われ血漿浸透圧が上昇したときには口渇感が出現し，水分を補給することにより速やかに補正される．高Na血症は，ねたきり患者や口渇中枢あるいは浸透圧受容体の感受性が低下した高齢者，尿崩症患者など，ADH分泌不全や血漿浸透圧が上昇しても十分に飲水できない状況でおこる．

Na過剰は浮腫や血圧上昇を引き起こす．Na保持にはレニン・アンギオテンシン・アルドステロン (RAA) 系Na利尿ペプチドを使用する．

(3) 低K血症

体内総K量は約3,500 mEg/Lで，その98％は細胞内に存在する．血清K濃度が必ずしも体内K量を反映しているとは限らない．すなわち，低K血症が必ずしもK欠乏を示すとは限らない．

Kの濃度異常に対処するためには，まずKの分布異常に対する理解が必要である．通常の食事では1日のK摂取量は約100 mEq/Lで，その90％が腎より，10％が消化管より排泄される．

細胞外液のK濃度が4.0 mEq/Lであるのに対して，細胞内液のK濃度は130 mEq/Lである．この大きな濃度勾配のために細胞内からするとわ

ずかな量のKが細胞外へ移動するだけで血清K は急上昇し，逆に細胞内へ移動すれば血清Kは 急に下降する．

比較的短時間（数分）で起こる急激な血清K の変化は細胞内外移動が関与していると考えるべ きである．これに対して腎臓でのK排出による 変化は数時間かかる．Kの細胞内外移動に関与す る因子として，インスリンとカテコラミン（β2 刺激），酸塩基平衡が重要である．

アルカローシスではKが細胞内へ移動して低 K血症に傾くし，アシドーシスでは細胞外へK が移動して高カリウム血症を呈する．K濃度異常 による心筋，骨格筋への影響は重要である．

高K血症でも低K血症でも心室性不整脈や骨 格筋麻痺を惹起するが，そのメカニズムは異なる． 低K血症で細胞内外のK勾配が大きくなると， 細胞膜電位は過分極状態となり，活動電位が発生 しにくくなり心電図上ではQT延長やブロック が起きて徐脈となる．結果として期外収縮や心室 性不整脈が起こる．また，血清K濃度が同じで も細胞内外のK濃度勾配の違いにより症状が異 なる．同じ低K血症でも，利尿薬などによるK 喪失よりも，K喪失を伴わない周期性四肢麻痺の 方が症状は重篤である．低K血症時のK欠乏量は， 血清K 1 mEq/L あたり 100 ～ 400 mEq/L の 欠乏とされ，軽度の低K血症でも大量のK補充 が必要である．周期性四肢麻痺など，Kの細胞内 外移動が主体である病態においては，K喪失推定 量に基づいてKを補給すると高K血症を呈する ので注意を要する．

K濃度異常，とくに低K血症では，排出経路 の90％を占める腎臓からのK排出を考慮に入れ なければならない．Na利尿薬の使用により尿中 にKが喪失し低K血症がおこるが，血清Kが3.0 mEq/L 以下になると心室性不整脈が起こりやす く，血清K濃度は 4.0 mEq/L 以上に保つことが 望ましい．しかし，利尿薬使用時の低K血症予 防のために外来でK製剤を恒常的に投与するこ とは腎臓生理の観点から望ましくない．

(4) 高K血症

一方，高K血症では，K濃度勾配が小さくな

るため膜電位は逆に脱分極に近くなり，活動電位 が発生し興奮的になり心室性不整脈が起こりやす くなる．高K血症で使用されるグルコン酸カル シウムは，カルシウムイオンが静止膜電位を上げ 活動電位の発生しやすい状態を安定化する作用を 期待したもので，血清K低下作用はない．

高血圧に対してレニン・アンギオテンシン系阻 害薬が多く使われるようになり，外来でも高K 血症には十分注意することが必要である．腎機能 が悪い人は夏季の脱水などで高K血症になり徐 脈をきたして救急搬送されるに至ることがある． 高齢者の熱中症のなかには降圧薬による高K血 症の人があるのではないかと危惧されている．慢 性腎疾患（CKD）においては腎機能障害の程度 によってK制限の指導が必要になる．

(5) 低Ca血症

低カルシウム血症は副甲状腺やビタミンDの 異常によりおこることが多い．血清Ca濃度が急 激に低下すると，テタニー，乳頭浮腫，けいれん などがおこる．心電図でのQT延長や高度の低 Ca血症（血清Ca 7.5mg/dL 未満）をみた場合 には，経静脈的にCaを補う必要がある．同時に Mgの測定を行う．低Mg血症を伴う低Ca血症 には，先ず低Mg血症を補正しなければ血清Ca の補正は困難である．

(6) 高Ca血症

高カルシウム血症の原因の90％以上は原発性 副甲状腺機能亢進症と悪性腫瘍である．とくに入 院患者では大多数は悪性腫瘍によるもので，積極 的な補正が必要である．高Ca血症は，血清Ca が 10.5 mg/dL（2.6 mmol/L）以上と定義され ているが，血清Ca値が 14 mg/dL（3.5 mmol/ L）くらいまでは症状が乏しく経過観察しても良い．

高Ca血症の症状は，多尿，多飲，脱水，食思 不振，悪心，嘔吐，筋力低下，知覚障害などであ る．重症例では意識障害をきたす．

浮腫や心不全症状が出現したらループ利尿薬 （フロセミド 80 ～ 100 mg）を 1 ～ 2 時間毎に 投与する．高Ca血症に起因する尿崩症により高 Na血症をきたし生食から低張輸液に切り替える 必要も生じてくるので注意を要する．

カルシトニンは尿中への Ca 排泄を促進するばかりでなく，骨吸収を抑制することによって血清 Ca 濃度を低下させる．カルシトニンは作用の発現が速く，投与後 4 ～ 6 時間で血清 Ca 濃度を 1.0 ～ 2.0 mg/dL（0.3 ～ 0.4 mmol/L）低下させる．

ビスホスホネート製剤は，骨吸収の増大によって生じる高 Ca 血症に対して投与される．悪性腫瘍の骨転移や多発性骨髄腫による高 Ca 血症に対して有効である．高 Ca 血症に対して使用できる静注用ビスホスホネート製剤として，パミドロン酸とゾレドロン酸がある．

(7) 高 Mg 血症

血清 Mg の基準値は 1.5 ～ 2.0 mEq/L（1.8 ～ 2.4 mg/dL）である．3.5 mEq/L（4.2 mg/dL）以上になると無気力，倦怠感などの症状が出現する．さらに，10 mEq/L（12 mg/dL）以上になると，房室ブロック，呼吸不全，心停止などの重篤な症状が起こる．

高 Mg 血症は入院患者の 10 ～ 15％にみられるが，そのほとんどは腎機能障害を合併している．

酸化マグネシウムは緩下剤のうちでも第一選択として用いるべき非常に生理的な薬剤であるが常用者では定期的に Mg を測定することが必要である．高 Mg 血症の多くは便秘に対して酸化マグネシウムが投与されている．

(8) 低 Mg 血症

血清 Mg が 1.4 mEq/L（1.68 mg/dL）未満の場合に低 Mg 血症と診断される．低 Mg 血症は，一般入院患者の 12％にみられ，集中治療室の入院患者では 60 ～ 65％と高頻度にみられる．低 Mg 血症は，低 Ca 血症，低 K 血症，代謝性アルカローシスなどに合併することが多い．

原因不明のこれらの電解質異常をみた場合は低 Mg 血症の併存を疑ってみる必要がある．補正困難な原因不明の低 Ca 血症では Mg の補給により血清 Ca が正常化することがある．

(9) 高 P 血症

成人では血清リン（P）は 2.5 ～ 4.5 mg/dL（0.81 ～ 1.45 mmol/L）に調節されている．高 P 血症は血清 P が 5.0 mg/dL と定義されているが，乳幼児，小児の血清 P 濃度は成人より高い．

急性高 P 血症が発症すると，P は Ca と結合して析出し，急性低 Ca 血症をきたす．治療には血清 P の補正だけでなく Ca の補充が必要である．腎機能障害に伴う慢性高 P 血症は慢性腎臓病（CKD）に伴う骨・ミネラル代謝の異常によるためリン吸着薬が使用される．高 P 血症の程度は，BUN，クレアチニンとともに CKD の重症度判定のよい指標となる．

(10) 低 P 血症

低 P 血症は，血清 P が 2.5 mg/dL（0.81 mEq/L）未満と定義されているが，1.0 mg/dL（0.32 mEq/L）未満に低下しても全く症状がないこともある．血清 P が 1.0 mg/dL 以下に低下し，複視，構音障害，嚥下障害などの症状を伴う場合には経静脈的 P 補給が必要になる．積極的に経静脈的 P 補充が必要になるのは，refeeding syndrome による低 P 血症である．Refeeding syndrome は，飢餓状態や高度の低栄養状態に対して積極的栄養補給を行った際に発症する代謝合併症で，重篤な P 欠乏による心不全，不整脈，呼吸不全，意識障害など多彩な臨床像を示す．

P 欠乏では細胞内のアデノシン 3 リン酸（ATP）と血球のグリセリン 2,3 リン酸（2,3-DPG）の低下がおこる．P は細胞内に多く含まれているが投与量の推定が困難である．

日常よく見られる電解質異常とその対応

無症候性の低 Na 血症のみられる頻度は高い．1 号あるいは 3 号輸液のボトル 500 mL に 10％塩化ナトリウム 20 mL 1A を加えて 1 日 1,000 mL を持続点滴する．12 時間毎にボトルを交換し，交換時にラシックス 1A を生理食塩水 20 mL に溶解して側管よりワンショットで静注する．バルンカテーテルを留置して尿量を測定し，輸液量を上回る尿量を確保するとともに血清 Na が 135 mEq/L 以上になるまで続けるというのが実際的である．

- 低 K 血症は漢方薬常用時に起こりやすい．低 K 血症の原因になるのは甘草であり，多くの漢方薬に，1 日量 7.5 g あたり 1.0 ～ 2.0 g 配合されている．最も多く含まれているのは，こむ

7. 高齢者医療

ら返りに対して速効性ありとして多用されるようになった芍薬甘草湯で，7.5 g あたり 6.0 g 含まれている．数種類の漢方薬を服用している場合には甘草の合計が 6.0 g を超えると低 K 血症が顕著になる．K 製剤の経口投与では急激な血清 K の上昇の心配はないが，著明な血清 K の低下に対しては点滴で K 補給を行う必要がある．1 号あるいは 3 号輸液の 500 mL ボトルに塩化カリウム 1A を添加し，4 時間以上かけて点滴静注する．

- 高 Ca 血症に対する初期治療は生理食塩水の大量輸液である．心機能や腎機能に問題がない場合は，生食 200 ～ 300 mL/ 時で開始し尿量が 100 ～ 150 mL/ 時程度に確保されるように持続点滴を行う．

- 血清 Mg が 1.0 mEq/L（1.2 mg/dL）以下になり，テタニー，けいれん，不整脈などをきたした場合には，硫酸マグネシウム 1 ～ 2 g（8 ～ 16 mEq）を 2 ～ 15 分で点滴静注し，血清 Mg が 1.0 mEq/L 以上に維持されるように点滴を追加する．

- 高齢者ではアウエルバッハ神経叢の変性により習慣性便秘がみられ，緩下剤として Mg 製剤が多用される．Mg 製剤常用時には定期的に血清 Mg 濃度を測定し，高値を示す場合には Mg

製剤以外の緩下剤に変更する．

参考文献

1. （特集）水・電解質異常―管理の実際．日本内科学会雑誌　Vol 92. No 5, 2003
2. （特集）水・電解質：診断の実際とその進歩．日本内科学会雑誌　Vol 95, No 5, 2006
3. （特集）高齢者診療マニュアル．日本医師会雑誌 第 138 巻・特別号（2），2009
4. （特集）診て考えて実践する，水・電解質と輸液．medicina　Vol 51, No 2, 2014

MEMO

簡易 Na，K 測定器

　血糖の簡易測定のごとく指先から採取した 1 滴の血液で即座に血清 Na や K が測定できる簡易測定器が開発され，販売されている．

　看護師がいつでも測定し報告できるよう手技を習熟して置けば，非常に好都合である．しかし，電解質の測定には誤差を生じる要因が多く正確な測定値を得るためには細心の注意が必要である．皮膚の表面には汗が付着しているため最初の 1 滴は拭い取って，次の 1 滴を測定に供すが，出来ればアルコール綿でなくウェットティッシュで拭い取ることが望ましい．無理に絞り出すと正確な測定値が得られない．2 滴目の血液が自然に盛り上がってくるのを待って測定紙に吸い取り測定器にかけると数秒で測定値が表示される．

　しかし，慣れた術者が測定しても，同時に採血した血清 Na および K の測定値と常に一致するとは限らない．現在のところ測定器も高価であり，さらに改善の余地があると考えられる．

　高齢者では，血清 Na，K を測定する必要のある病態が日常茶飯事のごとく頻回にみられ，このような患者さんのなかには，重篤で頻回の採血が難しくしかも早く結果を知りたいことも多い．

　血清電解質の簡便な測定キットは，臨床的に期待が大きい．今後の発展が望まれる．

2 微量金属代謝

　この世に存在する物質はすべて元素からできている．現在118種類の元素が発見されており，2016年に，元素周期表の113番，115番，117番，118番の元素に名前が付けられた．

　原子番号113番の新元素は理化学研究所が合成に成功した元素で，「ニホニウム」と命名された．

　自然界に存在する元素は約90であり，人体の96～97％は主要元素と言われる酸素（O），炭素（C），水素（H），窒素（N）の4元素で構成

されている．

　残りの3～4％がナトリウム（Na），カリウム（K），塩素（Cl），カルシウム（Ca），マグネシウム（Mg），リン（P），硫黄（S）の7つの準主要元素で構成されている．

　その他に，人体には30種類以上の元素が検出されるが，すべて合わせて体重の0.02％を占めるにすぎない（**表7-1**，**表7-2**）．

　生体内含有量がPPMオーダーで，鉄（Fe）より少量の元素を微量元素という．これらのうちで，現在，必須微量元素として認定されているのが，

表 7-1　主要元素をおよび準主要元素

元素	記号	性質	体内存在量概数（g）	主要な機能
酸素	O	非金属	43,000	水分，炭水化物，脂質，蛋白質の構成成分
炭素	C	非金属	16,000	炭水化物，脂質，蛋白質の構成成分
水素	H	非金属	7,000	水分，炭水化物，脂質，蛋白質の構成成分
窒素	N	非金属	1,700	蛋白質，ペプチド，アミノ酸の構成成分
カルシウム	Ca	軽金属	1,160	骨構成成分，酵素の活性化，細胞外陽イオン
リン	P	非金属	670	骨構成成分，エネルギー代謝
カリウム	K	軽金属	150	細胞内陽イオン
硫黄	S	非金属	112	蛋白質，ペプチド，アミノ酸の成分
塩素	Cl	非金属	85	細胞内外陰イオン
ナトリウム	Na	軽金属	63	細胞外陽イオン
マグネシウム	Mg	軽金属	25	酵素の活性化，細胞内陽イオン

表 7-2　主要元素，准主要元素，必須微量元素

1．主要元素	96～97％	O, C, H, N
2．準主要元素	3～4％	Na, K, Cl, Ca, Mg, P, S
3．微量元素	0.02％	
必須微量元素		Fe, Zn, Cu, Se, I, Co, Cr, Mn, Mo
ほぼ必須性が確実な元素		F, Si, As, Ni, V, Sn
必須性が推定される元素		Cd, Pb, Li, Al, Rb, B,Br

鉄（Fe），銅（Cu），亜鉛（Zn），セレン（Se），ヨウ素（I），コバルト（Co），クロム（Cr），マンガン（Mn），モリブデン（Mo）の9元素である．必須微量元素として認定される要件は，不足すると欠乏症がおこり，不足した元素を補給すれば欠乏症が改善すること，生体にとって重要な物質の構成成分であることを証明することである．

現在，人体にとっての必須性の可能性が高い微量元素としてフッ素（F），ケイ素（Si），砒素（As），ニッケル（Ni），バナジウム（V），錫（Sn）の6種類が推定されているが，いまだに必須性を証明するに至っていない．単独の微量元素欠乏食を作成するのが動物実験でも至難の業であり，ビタミンなどの必須微量栄養素の欠乏による症状である可能性が否定できないからである．ましてや人体における欠乏食実験の再現性を証明することは容易ではない．

必須性が推定される元素に至っては，カドミウム（Cd），鉛（Pb）のような有害元素として知られている元素をはじめ躁病の治療薬として知られるリチウム（Li），人工透析時の透析脳症の原因と考えられたアルミニウム（Al），人体における作用がはっきりしないが赤血球中にカリウムとともに多量に存在するルビジウム（Rb），ガラスの原料や洗剤，防腐剤として用いられるホウ素（B），鎮静効果が著明な臭素（Br）などがある（**表7-2**）．

人体の構成元素組成は海水の組成によく似ており，人類が海洋生物から進化したことを示している．海水から昔ながらの方法で作製された天塩あるいは岩塩には海水の成分である多種類の元素が含まれており，合成された食塩（NaCl）にはない風味とうま味がある．

鉄，銅，亜鉛の生体内含有量はppmオーダーで，血清濃度も100 μg/dL前後で類似している．血清鉄，血清銅の測定は古くから比色法で行われ臨床検査として多用されてきたが，亜鉛の比色法による測定は困難で，長らく原子吸光法で測定されてきた．近年，比色法による自動分析用試薬が開発され，主として病院検査室を中心に普及してきた．亜鉛の測定は，近い将来，比色法にとって替わり普及すると期待される．

亜鉛は微量金属元素の中では例外的に唯一安全性が極めて高く，過剰症がみられない元素である．しかも，生体にとって重要な多くの生理作用を有し，健康維持，老化防止の意味からも推奨される必須栄養素である．

（1）鉄（Iron, Fe）

成人の体内総鉄量4.0〜5.0 gのうち2.5〜3.0 gが赤血球中にヘモグロビン鉄として存在し，1.5〜2.0 gが全身の臓器に貯蔵鉄として存在する．鉄は体内では大部分蛋白と結合して存在し，イオンとして存在する鉄は少量である．

ヘモグロビン以外のヘム蛋白としては，チトクローム，カタラーゼ，ペルオキシダーゼなどがある．

鉄欠乏は鉄欠乏性貧血の原因となるが，過剰な鉄は網内系細胞や肝細胞に貯蔵鉄として取り込まれる．動物性食品の中の鉄は無機鉄に比べて吸収率が高く利用効率がよい．ヘム鉄は小腸上皮内でヘム部分が分解されて速やかに吸収されるのに対して，非ヘムの無機鉄は腸管内で溶解度の低い3価の水酸化鉄に変わりやすいため吸収されにくい．

血清鉄の正常範囲は70〜160 μg/dLであるが，血清中に存在する鉄は約4.0 mgで，体内総鉄量の0.1％を占めるにすぎない．血清中の鉄は輸送蛋白であるトランスフェリンと結合して存在する．鉄と結合した飽和トランスフェリンと結合していない不飽和トランスフェリンとを合わせたものが総鉄結合能である．

フェリチンは鉄貯蔵蛋白として体内諸臓器に存在する．血清フェリチンは鉄の過剰あるいは欠乏状態をよく反映している．血清フェリチンの正常範囲は30〜150 ng/mLである．フェリチンは分子量444,000，中心部にferric hydroxyphosphateを有する蛋白で1個のフェリチン分子には最大4,000個までの鉄原子が含まれる．

鉄の過剰症としてヘモジデローシスとヘモクロマトーシスがある．

ヘモクロマトーシスは肝線維化や肝硬変を伴う肝細胞内の鉄沈着を特徴とし，肝臓以外にも膵臓をはじめ全身の臓器に鉄が蓄積し，皮膚の色素沈

着を伴う．特発性のヘモクロマトーシスは90％が男性にみられ，優性遺伝が想定されている．二次性ヘモクロマトーシスは頻回輸血の際にみられる．

肝線維化を伴わない鉄沈着をヘモジデローシスといい，Kupfer細胞など網内系細胞に鉄沈着をきたす網内系ヘモジデローシスと肝細胞内に沈着する実質性ヘモジデローシスがある．

ヘプシジンは主として肝臓で産生されるペプチドホルモンで，血中に分泌されると腸管上皮や網内系細胞の細胞表面の鉄輸送蛋白であるフェロポーチンと結合して腸管からの鉄の吸収を抑制し，網内系からの鉄の放出を阻害する．エリスロポエチン（EPO）投与，低酸素，失血など，造血が亢進する状態では，ヘプシジンの発現は低下する．鉄の過剰を肝細胞が感知するとヘプシジンを分泌して体内の鉄のホメオスターシスを維持している．

(2) 銅（Copper，Cu）

ヒトの体内銅含有量は 70〜100 mg で，鉄，亜鉛に次いで多い．血清銅の正常範囲は78〜131 μg/dL で，血清鉄，血清亜鉛とほぼ同レベルである．

成人における銅の1日摂取量は2〜4 mg/dLで，小腸絨毛の銅輸送蛋白と結合して能動的に吸収される．大部分は肝臓に取り込まれ，セルロプラスミンと結合して血中に放出される．

メンケスちぢれ毛病（Menkes kinky hair disease）は伴性劣性遺伝形式をとる男児の先天性疾患で，血清銅，血清セルロプラスミンの異常低値と知能および身体の発育遅延が特徴的である．

遺伝性銅過剰症としてはウィルソン病（肝レンズ核変性症）がある．常染色体劣性遺伝を示す家族性疾患で，胆汁中への銅排泄障害により肝および悩への銅沈着が起こる．肝硬変と進行性の神経症状を主徴とし，角膜への銅沈着による灰緑色のKayser-Fleisher角膜輪が特徴的である．

わが国における頻度は，3,500人に1人と推定される．ウィルソン病の銅吸収抑制を目的に亜鉛大量投与が行われる．

腸管の吸収過程における銅と亜鉛の拮抗作用はよく知られている（J Nutr 115: 159, 1985）．

亜鉛を大量に薬理量投与すると銅の腸管での吸収が低下し，銅欠乏性貧血を惹起する可能性がある．

(3) 亜鉛（Zinc，Zn）

亜鉛の生理作用は多岐にわたる．亜鉛は免疫力を高め，創傷治癒を促進し，細胞分裂における正確な遺伝子情報の伝達や生殖機能の活性化，老化を促進する活性酸素の除去，精神の安定化，学習や記憶の保持，有害金属を無毒化するメタロチオネイン生成の誘導など生命の根幹に関わる多くの生理作用を有する．

亜鉛は性腺の分泌を促し精子の生成および運動を活発化する作用をもち，欧米では"夜のミネラル"，"セックスミネラル"として知られ，強精剤としてのイメージが強い．

亜鉛は，皮膚や味蕾など代謝回転の速い細胞や臓器において欠乏症状をおこし易い．難治性の皮膚疾患の多くは亜鉛補充療法によりよくなる．脱毛症の多くは亜鉛補給により予防可能である．味覚障害は亜鉛投与により速やかに改善するが，投与開始が遅れると難治である．味覚障害は生命予後に関係ないとはいうものの，当事者にとっては極めて深刻である．何を食べても味がわからないというのはまさに無味乾燥で食べる楽しみを奪われ生きる希望を失わせてしまう．主婦にとっては味付ができなくなり料理を作る楽しみを奪われるという深刻な事態に立ち至る．

高齢者の味覚障害の原因の多くは薬剤性の亜鉛欠乏である．亜鉛をキレートし吸収を阻害することが確実な薬剤が70種類以上知られている．高齢者では多剤内服を余儀なくされることが多いが，必要最小限の内服に留めることが望ましい．血清亜鉛濃度を測定し，低値であればサプリメントで亜鉛補給を行うことをお勧めしたい．

亜鉛は主として糞便中に排泄され尿中への排泄はみられない．汗への排泄はみられるが通常問題にならない．しかし大量発汗の見られるスポーツ選手では1日2〜3 mgの亜鉛が汗中へ失われる．女子長距離ランナーに見られる難治性の貧血が亜鉛欠乏性貧血であることが西山らにより報告されて以来（J Am Cou Nutr 15: 359, 1996），スポーツ医学では競技者に亜鉛補充を行うことは

常識となっている．運動中に汗の中に失われる微量元素のうちでは亜鉛の喪失量が最も多い（図7-2）．

(4) セレン（Selenium, Se）

セレンは，1817年に発見された元素で，哺乳動物にとって必須の微量元素であることが証明された．セレンは膜の抗酸化作用に関与するグルタチオンペルオキシダーゼの活性中心を構成する金属元素で1分子中に4原子含まれる．

ヒトのセレン欠乏症として克山病（Keshan disease）が知られている．本症は，中国の東北部の黒竜江省から南西部の雲南省にかけて広く分布する致命率の高い心臓病であった．長い間原因不明の風土病と考えられてきたが，セレン欠乏が疑われ1975年より学童に対して亜セレン酸が投与されるようになり，新たな発症はみられなくなった（Biol Trace Elements Res 2: 91, 1980）．しかし，一旦発症した心筋症はセレン投与により改善されなかった．

セレン欠乏は中心静脈栄養（TPN）において輸液中のセレンが不足した時にも起こる．セレン欠乏症状としては，下肢筋肉痛，不整脈，心筋症，大赤血球症などがみられるが，セレンは元来毒性の強い元素であるので，TPNにおけるセレン投与は過剰にならないよう注意が必要である．

(5) マンガン（Manganese, Mn）

ヒトの体内マンガン含有量は12〜20 mgである．1日の摂取量は3〜7 mgであるが，腸

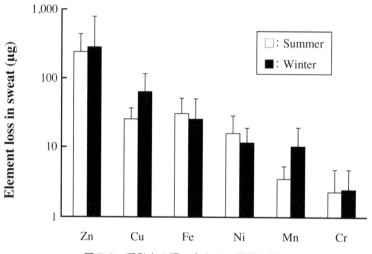

図7-2　運動中の汗に含まれる微量金属
(Hoshi A et al: Enviromental Health and Preventive Medicine 7: 60, 2003. より転載)

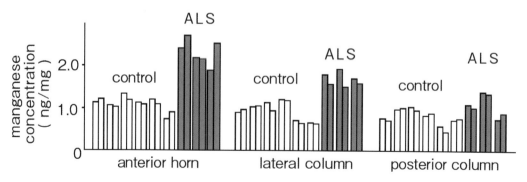

図7-3　筋萎縮性側索硬化症（ALS）の頚髄内マンガン分布
(宮田学，ほか．臨床神経学雑誌 1980; 20, 917-921. より転載)

管吸収率は5%以下と低く，吸収されたマンガンは早期に胆汁中に排泄される．

マンガンは，ミトコンドリアの豊富な肝臓や腎臓に比較的高濃度で存在する．マンガン欠乏により骨の成長障害，生殖障害，脂質代謝や糖代謝の異常などが起こることが知られている．

我々は，筋萎縮性側索硬化症（ALS）剖検例の脊髄マンガン濃度を放射化分析法により測定し，頚髄前核で有意に高値を示すことを報告した（J Neurol Sci 61: 283, 1983）（図7-3）．

長期の中心静脈栄養（TPN）施行中にみられた低身長の女児の短腸症候群では，マンガン投与により4か月で急速な身長の伸びが報告されている（JJPEN 9: 978, 1987）．

Takagiらは，TPN施行中にはマンガン過剰にも注意する必要がある．脳内のマンガン蓄積はMRIにて把握可能である．上腸間膜血栓症で広汎腸切除を受け，TPN施行中にパーキンソン病様症状を呈しマンガン中毒が疑われた62歳男性に脳のMRI検査を行いT1強調画像にて基底核および脳幹部に高信号領域を認めた症例も報告している（Am J Clin Nutr 75: 112, 2002）．

(6) ヨウ素（Iodine, I）

健康人の体内ヨウ素含有量は15〜20 mgで，その70〜80%は甲状腺に存在する．1日の必要量は，小児で40〜120 μg，成人で200〜500 μgである．そのほとんどが甲状腺に摂取され甲状腺ホルモンに合成される．サイロキシン（T4）は1分子中に4個のヨウ素原子を含む．肝臓で脱ヨウ素化されて1分子中に3個のヨウ素原子を含むトリヨードサイロニン（T3）に変換され，全身諸臓器においてホルモン作用を発揮するようになる．T4からT3への変換はセレンを含む脱ヨウ素酵素により行われるので，セレン欠乏では活性型のT3産生が低下し，甲状腺機能の低下を招く．

新生児期の甲状腺ホルモン欠乏に起因する発育の障害と知能の遅れを伴う小人症がクレチン病である．

ヨウ素は海藻類や海産物に多く含まれる．わが国のように四方を海に囲まれた島国や海岸地帯に

はヨウ素欠乏はみられないが，大陸内陸部ではヨウ素欠乏がしばしば見られる．世界保健機関（WHO）の統計によると，世界にはヨウ素欠乏をきたしている国が130か国あり，世界人口の38%にあたる22億人がヨウ素欠乏地域に居住し，約10億人がヨウ素欠乏状態にある．そのうちの約2億人に甲状腺腫がみられる．

(7) コバルト（Cobalt, Co）

1929年，Waltnerらがラットに大量のコバルトを与えると造血が促進されることを報告した．

1935年，Underwoodらがコバルト欠乏により家畜の消耗性疾患が発生することを明らかにした．その後，コバルトを含む抗悪性貧血因子が存在することが解りビタミンB_{12}として同定された．

ヒトは体内でビタミンB_{12}を合成することができず食餌から摂取しなければならない．食餌中のビタミンB_{12}は，胃壁細胞より分泌される内因子と結合して腸管から吸収される．高度の萎縮性胃炎のために内因子の分泌が低下しておこる悪性貧血は，抗内因子抗体および抗胃壁細胞抗体陽性の自己免疫疾患である．欧米では発症頻度が高く一般臨床でもよく遭遇するが，わが国ではそれほど多くない．

わが国では，胃全摘術後の悪性貧血類似の巨赤芽球性貧血が多い．胃全摘後は1,000 μgの高単位のビタミンB_{12}を3〜4か月毎に注射し，生涯にわたり継続しなければならない．

(8) クロム（Chromium, Cr）

低クロム食で飼育した動物実験では耐糖能の低下がみられる．クロムはインスリン作用を増強することが知られているが，クロム欠乏による耐糖能異常はインスリンの投与により改善しない．

クロム含有耐糖因子は，グルタミン酸，システイン，グリシンを含む比較的低分子の陽イオン性有機複合体で3価クロムと結合しているが精製されるに至っていない．

6価クロムは毒性が強く，吸入による呼吸器障害や接触による皮膚炎を起こす．クロムの皮膚障害は，刺激，腐食による急性障害とアレルギー性皮膚炎がよく知られている．重クロム酸塩による

鼻中隔の潰瘍，穿孔はクロム労働者に多発する．

クロムは，栄養学と中毒学の両面で注目されている微量金属元素である．1970 年代後半になってクロム欠乏症が相次いで報告された．高カロリー輸液時に発症した糖尿病ではインスリン治療が無効で，少量のクロム添加で改善されることよりクロム欠乏症と考えられた（Am J Clin Nutr 30: 531, 1977）．

クロムの生理作用は，糖代謝，コレステロール代謝，蛋白代謝の調節，結合組織とくにコラーゲン形成時における架橋形成の調節などである．クロム欠乏時には，耐糖能異常のほかに，成長障害，動脈硬化などがみられる．

（9）モリブデン（Molybdenum, Mo）

モリブデンの生体内含有量は，成人で約 9 mg である．骨格に約 5 mg，肝臓に約 2 mg が含まれる．モリブデンは，キサンチン酸化酵素，亜硫酸酸化酵素，アルデヒド酸化酵素などの活性中心をなす必須微量元素である．1953 年，モリブデンがキサンチン酸化酵素の構成成分であることが証明され（J Biol Chem 203: 915, 1953），1956 年に必須微量元素として認定された．キサンチン酸化酵素は核酸の代謝においてプリン体からキサンチンを経て尿酸を生成する．

食餌から吸収されるモリブデンは，米国人で 1 日 120 ～ 240 µg，平均 180 µg であったと報告されている．単位体重あたりのモリブデン摂取量は 20 歳以降でほぼ一定している．男性の摂取量の方が女性よりやや多い（Am J Clin Neutr 3: 1103, 1980）．

モリブデンは肝臓，腎臓，副腎，骨に高濃度に存在し，主として尿中に排泄される（Am J Clin Nutr 61: 1102, 1995）．

モリブデン欠乏症として唯一報告されているのは 24 歳のクローン病患者で，短腸症候群のため 18 か月にわたり高カロリー輸液療法を受けていたが，頻脈，過呼吸，頭痛，嘔気，嘔吐をきたし，失見当識から昏睡に至るようになった．モリブデン 300 µg/ 日を投与したところ，これらの症状は 20 日以内に消失した（Am J Clin Nutr 34: 2551, 1981）．

モリブデン過剰症としてはモリブデン工業従事者の痛風発作が広く知られている．モリブデン過剰により，キサンチン酸化酵素活性が上昇し，尿酸の生成が増加するためと考えられている．

2002 年に日本痛風・核酸代謝学会が発表した「高尿酸血症・痛風の治療ガイドライン」によると，血清尿酸値には著明な性差があり，女性では男性より明らかに低値を示すが，閉経期以降に上昇し，男性の値に近づく．しかし，高尿酸血症の定義は，血清中の尿酸の溶解度に基づいて性・年齢を問わず，7.0 mg/dL を正常上限とし，これを越えるものを高尿酸血症とした．治療中の血清尿酸値は，尿酸の溶解濃度を下回る 6.0 mg/dL 以下に維持するのが望ましい．

血清尿酸値 7.0 mg/dL を越える高尿酸血症であっても，痛風関節炎や痛風結節などの臨床症状のないものはいわゆる無症候性高尿酸血症として高プリン食を控えるなどの生活習慣指導を行うことが必要である．

文献

Bowen HJM: Trace Elements in Biochemistry. Academic Press, London, 1966

日本化学会訳編 Underwood EJ：微量元素―栄養と毒性―．丸善，1975

不破敬一郎編著：生体と重金属．講談社，1981

和田攻：金属とヒト―エコトキシコロジーと臨床―．朝倉書店，1985

木村修一，左右田健次編：微量元素と生体．秀潤社，1987

荒川泰行，竹内重雄編著：微量金属と消化器疾患．新興医学出版，1990

糸川嘉則，五島牧郎編：生体内金属元素．光生館，1994

桜井弘，田中英彦：生体微量元素．廣川書店，1994

千葉百子，鈴木和夫編：健康と元素―その基礎知識―．南山堂，1996

山口正義編：バイオメタル―生体調節の多彩な役割と病態―．黒船出版，1998

糸川嘉則編：ミネラル事典．朝倉書店，2003

（特集）微量元素の生体機能と疾患―基礎・臨床研究の最新知見―．日本臨床 74 巻 7 号 2016

（宮田　學）

第 **8** 章
高齢者の亜鉛欠乏症

高齢者では一般に考えられているよりもはるかに多くの亜鉛欠乏症がある．ビタミンとネラルはともに重要な微量栄養素であり，人体にごく僅かしか含まれていないにも関わらず不足すると欠乏症が起こる．なかでも亜鉛は必須の微量元素の中でも特に重要な役割を担っている．欠乏症に際しては迅速に血清亜鉛を測定し適切に対処しなければならない．短時間に測定結果が主治医に報告される体制が必要である．近年，比色法による自動分析装置用亜鉛測定試薬が開発され病院検査室を中心に普及しつつある．

1 老化と亜鉛欠乏症

老化と微量金属欠乏症の間にはいくつかの類似点がある．老化の背景には，フリーラジカルの増加や免疫能の低下があり，種々の微量元素欠乏で観察される体力・活力の低下は老化過程と酷似している．食欲の低下，味覚障害，皮膚の萎縮，脱毛，創傷治癒の遅延，性腺機能低下，などの亜鉛欠乏症状は老化現象として見逃されているものも多い．

老化とは，「加齢に伴う生体機能の低下」と定義されるが，疾病その他による機能低下が加わると生理的老化なのか病的老化なのか区別することも困難になる．

生理的老化の４原則として，

1. 普遍性（universality）
2. 内在性（intrincicality）
3. 進行性（progressiveness）

4. 有害性（deleteriousness）

があげられる．

老化は普遍的に誰にも起こり，生まれながらに内在し避けることができない進行性の有害事象である．加齢に伴う機能低下を遅らせ高齢者の生活の質（ADL）を高く保つことが老化防止の目標のひとつであるが，老化の進行度には個体差があり暦年齢と見かけの老化度は一致しない．早くから老け込む人もあれば，年齢の割には若々しく見える人もある．多くは遺伝的に規定されており，遺伝子診断により老化や寿命の予測が可能である．

1 感染症と亜鉛

高齢者では感染に対する抵抗性が弱く容易に呼吸器感染をおこし重症化する．感染症における血清亜鉛の低下を初めて報告したのは Vikbradh である．感染症における血清亜鉛の低下は広く認められる．とくに高齢者の亜鉛欠乏症では肺炎は重篤化しやすく予後不良である．亜鉛は免疫能を保持するためには無くてはならない微量元素である．免疫能に関わる主要酵素の多くは亜鉛酵素であり亜鉛欠乏は免疫不全を生じ感染は重篤化する．日和見感染，敗血症，肺炎が高頻度にみられる高齢者では死亡の直接原因となる．免疫不全の最も大きな原因は栄養障害である．

亜鉛の摂取不足は蛋白・カロリー欠乏（Protein-Calorie Malnutrition, PCM）を生じ胸腺萎縮とリンパ球減少を介して NK 活性の低下，インターロイキン 2（IL-2）の減少をきたす．Ukita らは，高齢の長期入院患者で 6 か月以内に抗生剤の投

与を一度も受けたことのない非感染群の血清亜鉛濃度は感染群に比し有意に高値であることを報告した.

2 骨粗鬆症と亜鉛

わが国の骨粗鬆症患者は約1,000万人と推定されるが実際に治療を受けているのは200万人前後である.骨粗鬆症は骨量の低下と骨組織の微細構造の劣化により骨が脆弱になり骨折しやすくなる疾患で,中高年以降患者数は急激に増加する.女性では閉経期以後にはエストローゲンの低下により骨量が減少するが,エストローゲンを投与すると骨吸収が抑制され骨粗鬆症の予防が可能である.日本人で不足しがちなミネラルはカルシウムと亜鉛であり,両者を補給することは骨粗鬆症の予防と治療に有効である.

3 褥瘡と亜鉛

長期臥床に併発する褥瘡は本人にとっても苦痛であるばかりでなく,介護者の負担も大きくその予防と治療は重大な関心事である.全身的な栄養状態は褥瘡の発症,増悪に大きく関与しており,体位の変換や皮膚の衛生管理のみならず,摂取総カロリーおよび摂取蛋白質を保ち,ミネラルやビタミンなどの微量栄養素を補給することが極めて重要である.

高齢者では血清総蛋白(TP)およびアルブミン(Alb)が低値を示すものが多く,褥瘡も難治性である.褥瘡は栄養状態が改善しTPおよびAlbが正常化しないと治癒は困難と考えられてきたが,我々は,亜鉛を1年半にわたり投与し続けることにより深いポケット形成を伴う巨大な褥瘡が治癒し瘢痕化した症例を経験した.

〈症例〉86歳女　亜鉛補充療法による褥瘡治癒症例(図8-1)

アルツハイマー型認知症と仙骨部の難治性褥瘡のため,近隣の老健施設より2011.9.16.草津総合病院療養病棟に入院した.仙骨部の褥瘡はポケットを形成し,入口部径は12 mmであるのにポケットの最大径は75 mmに達しほとんど仙骨に達するほどの深い褥瘡であった.血清Znは71 μg/dL,血清Alb 3.1 g/dL,CRP(+ 2)2.9 mg/dL,Hb 10.6 g/dLで,低栄養と軽度の貧血

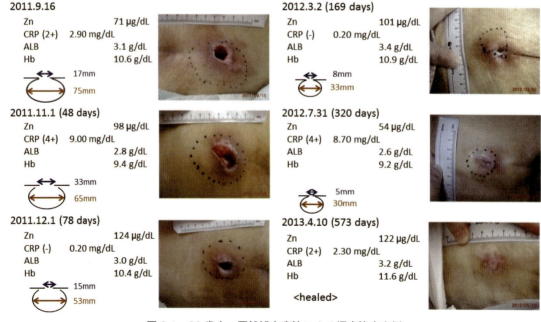

図8-1　86歳女　亜鉛補充療法による褥瘡治癒症例
(宮田学.亜鉛栄養治療 2015; 5 (2): 57-67 より転載)

を認めたが，食欲は旺盛で，快活，多弁であった．2011.10 月ポラプレジンク 1.0 g/ 日（Zn 34 mg 含有）投与を開始した．血清 Zn は，1 か月後 98 μg/dL，2 か月後 124 μg/dL と上昇した．褥瘡入口部に切開を加えて広げ，毎日褥瘡チームが回診し，創処置を行った．褥瘡は徐々に縮小傾向を示し，第 320 病日，亜鉛投与後 9 カ月で，ポケット最大径 30 mm まで縮小した．同時期に誤嚥性肺炎を併発し CRP（4 ＋）8.70 mg/dL となり抗生剤の点滴を開始した．誤嚥反復の可能性が強く胃瘻を造設し，亜鉛は濃厚流動食に混じて経口投与と同量を継続投与した．第 573 病日，2013.4.10. 亜鉛投与開始後 19 か月にして新しい肉芽の形成によりポケットは完全に塞がり治癒した．

4 認知症と亜鉛

アルツハイマー病（AD）は，記憶・記銘障害，見当識障害などの中核症状を有する進行性の中枢神経変性疾患である．病理学的には，アミロイド β蛋白（A β）を主要成分とする老人斑，タウ蛋白を主成分とする神経原線維変化，選択的な神経細胞脱落，の 3 主要所見が特徴的である．亜鉛は，海馬に高濃度に存在し，記憶・学習に必要な海馬のグルタミン作動性ニューロンのシナプス間隙に分泌される．

若年発症の家族性アルツハイマー病は常染色体優性の遺伝性疾患でアルツハイマー病の 5 ～ 10%を占めるにすぎず，高齢者の孤発性アルツハイマー病の病因は不明である．

症状が顕在化する 10 年以上も前から上記の変性所見は徐々に進行し記憶の保持が障害される．昔の記憶はしっかり保持されているのに，今食事をしたかどうか，何を食べたかというような recent memory の障害が強い．血液脳関門（blood brain barrier, BBB）が保たれている時期に充分亜鉛を補充しておくことが必要である．BBB が破綻してから Zn を補給してもほとんど治療効果がないばかりか，BBB が破綻した状態で Zn を投与すると脳内 Zn の集積をきたし神経毒として働く可能性が否定できない．

5 悪性腫瘍と亜鉛

発癌仮説のひとつに活性酸素説がある．酸化過程で生じた過剰な活性酸素が発癌に関与するという考え方である．活性酸素は DNA 損傷を引き起こし，がん遺伝子，がん抑制遺伝子の突然変異により腫瘍化が始まる．発癌を促進するプロモーションの過程でも活性酸素は促進的に働く．この発癌過程を阻止するのがスーパーオキシドジスムターゼ（SOD）などの活性酸素消去酵素である．その活性中心をなす亜鉛は癌の進展に抑制的に働く可能性を秘めている．亜鉛欠乏状態においては DNA 合成や遺伝情報の伝達にミスが重なり突然変異が起こりやすくなる．Cu/Zn 比は肝転移例や胃癌でも進行度が進むに従い高くなり，悪性度および予後を推定する有用な指標である．

2 | 亜鉛欠乏症発見の歴史 （表 8-1）

亜鉛の必須性がラットで証明されたのが 1934 年，ヒトにおいて亜鉛欠乏症の第 1 例が初めて報告されたのが 1961 年である．たかだか 50 年前のことである．

1 プラサド症候群

イランのパーレビ大学に留学中の若き日の Prasad 博士は，高度の貧血と肝脾腫を認め，二次性徴がなく，外見は 10 歳くらいにしか見えない小人症（Dwarfism）を診察し，亜鉛欠乏症を疑った．血中ヘモグロビンが 5.0 g/dL 以下の高度の鉄欠乏性貧血は鉄剤の投与で改善せず，動物性蛋白を多く含む食餌を与えるとともに亜鉛を投与したところ，二次性徴が現れ身長が伸びてきた．中近東には，粘土を食べる異食症（Geophagia）の習慣があり，主食としている小麦粉に多く含まれるフィチン酸が亜鉛の吸収を阻害すること突き止め，先天性の疾患でないことを証明した．

2 腸性肢端皮膚炎 （Acrodermatitis Enteropathica）

1942 年，Danbolt & Closs によって命名さ

れた疾患で，手，足，肘，膝などの肢端部や，眼囲，口囲，陰部などの開口部に膿痂疹様あるいは乾癬様皮疹を生じ，頭髪，まつ毛，眉毛などの脱毛と下痢を3主徴とする幼児の難治性疾患である．発達遅延や精神症状を伴う原因不明の難病で，多くは成人期までに死亡する予後不良の疾患であった．1973年，Barnes & Moynahan により亜鉛内服治療により完全寛解した症例が報告され，1975年，わが国でも森嶋らが亜鉛内服が奏功した1例を報告した．

本症は，先天的な亜鉛結合蛋白の欠損による腸管での亜鉛吸収障害に起因する亜鉛欠乏症で，常染色体劣性の遺伝性疾患である．現在では薬理量の亜鉛投与により免疫不全を予防できるようにな

り，成人期以降も生き長らえることができるようになった．

3 粉ミルクの亜鉛添加基準

1960年代から1970年代にかけて粉ミルク中の亜鉛含有量不足による乳児の亜鉛欠乏症が多発した．1955年，森永砒素ミルク事件が起こり，粉ミルクに混入していた砒素によって多くの乳児に砒素中毒が発生したのを契機にミルク業界は有害物質の混入防止に力を注ぐようになった．ところがあまりに精製しすぎたために，ただでさえ少なかった亜鉛の含有量がさらに低下し，乳児に亜鉛欠乏症が多発するに至ったものである．

1983年，WHO（世界保健機関）は粉ミルクの亜鉛添加基準を作成し，以後乳児の亜鉛欠乏症は激減した．体重あたりの微量元素の需要量の多い小児では欠乏症が起こりやすく，新生児あるいは小児の鉄，銅，亜鉛の欠乏症には特に注意する必要がある．

低出生体重児では微量栄養素の備蓄が少ないために発育期には欠乏症が起こりやすい．現在母乳強化物が市販されているが，主に蛋白質やカルシウムの補充を目的に開発されたもので，通常体重増加の見られる生後2〜6か月の時期に亜鉛欠乏による脱毛や皮膚炎などの症状を呈した例が報告されている．正常体重児においても亜鉛濃度の低い母乳を授乳している母乳栄養児では同様の症状がみられ体重が増加しない．授乳中の母親は妊娠中よりさらに多い1日25mg以上の亜鉛摂取が必要である．内分泌疾患のない低身長児の60％は潜在性の亜鉛欠乏症である．

このような子どもに亜鉛を投与すると身長が伸びることが報告されているが，女児より男児で身長の伸びが著しい．

4 高カロリー輸液による亜鉛欠乏症

1970年代のはじめ，米国では中心静脈栄養による高カロリー輸液が盛んに行われるようになった．1975年，岡田らは高カロリー輸液時にみられた亜鉛欠乏症を報告した．小児外科領域において広範な小腸切除術を施した短腸症候群に対して

表8-1　亜鉛欠乏症発見の歴史

1934年	亜鉛の必須性がラットで証明される
1940年	亜鉛酵素（炭酸脱水酵素）発見
1956年	肝硬変で血清亜鉛の低下を報告（Vallee）
1961年	ヒトの亜鉛欠乏症発見（Prasad）
1972年	毛髪分析で小児の亜鉛欠乏症発見
1973年	先天性亜鉛欠乏症の証明（腸性肢端皮膚炎）
1974年	粉乳中の低亜鉛含有量が問題化
1975年	高カロリー輸液で亜鉛欠乏症発見（岡田）
1976年	米国で一般市民の血清亜鉛の実態調査開始
1977年	亜鉛欠乏症における免疫異常の報告
1984年	肝性脳症が亜鉛投与で改善の報告（Reding）
1996年	女子長距離ランナーの亜鉛欠乏性貧血の報告（西山）
2001年	腎性貧血に対するエリスロポエチン投与量が亜鉛投与で減量できることを報告（岩崎）
2005年	長野県住民の血清亜鉛実態調査（倉澤）

高カロリー輸液を行うと栄養管理が容易になり術後の回復を促進することが期待された．しかし，わが国では，その経過中に，顔面，会陰部から始まる難治性の皮疹，口内炎，舌炎，脱毛，下痢，腹痛，嘔吐，発熱などをきたす症例がみられるようになった．

岡田らは，その症状が腸性肢端皮膚炎に酷似することより亜鉛欠乏症を疑い血清亜鉛を測定したところ著明な低亜鉛血症をみるものがあり，亜鉛投与により改善することを報告したものである．

米国ではこのような亜鉛欠乏症がみられずわが国で多発したのはわが国の輸液製剤における水の精製度が高く亜鉛含有量が少なかった為であると言われている．

5 血清亜鉛濃度の住民調査

1976年から1980年にかけて米国で一般市民14,700名を対象に血清亜鉛濃度の調査が行われた．その結果，高齢になるほど血清亜鉛濃度は低下傾向を示した．

わが国では，倉澤らが長野県住民の血清亜鉛濃度を調査し，全成人の20％が基準値の最低値65μg/dLを下回り，高齢になるほど亜鉛欠乏症を疑わせる症例が増加することを報告した（**図8-2**）．

倉澤らが亜鉛欠乏症に注目するきっかけきなった症例は，精神発達遅延のある72歳男性で，仙骨部褥瘡，発熱，意識障害をきたし，食欲不振が強く全身状態の悪化のために経管栄養となり倉澤らの診療所に入所となったが，味覚障害を疑ってポラプレジンクの常用量1日1.0g（Zn 34 mg含有）を投与したところ，3週間後に見違えるほどに元気になり，褥瘡が治癒して施設のアイドルになるまでに回復し活発になったという症例であった．

倉澤らが2003年から2008年までの5年間に人口約5,000人の地区を診療圏とする診療所で亜鉛欠乏症を疑った症例は500名にのぼり，そのうちの350名は味覚障害，食思不振，舌痛，褥瘡，抑うつなどの症状を持つ顕在性の亜鉛欠乏症であり，亜鉛投与により比較的速やかに軽快・治癒させることができたという．

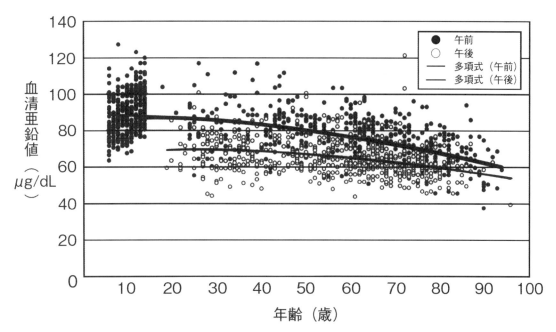

図 8-2　加齢による血清亜鉛濃度と日内変動
（倉澤隆平，他．Biomed Res Trace Elements 2005; 16: 60 より転載）

3 | 亜鉛の生理作用

1 酵素の活性化

亜鉛の生理作用は多岐にわたる．微量金属元素が生体内で作用する場合，遊離イオンとして作用することは殆どない．タンパク質と結合して作用するのが一般的である．金属を含んだタンパク質は大きく3つに分類される．

第1は金属酵素（メタロエンザイム）で酵素の構成成分として金属を含んでいる．第2は金属要求酵素と言われるもので，金属の存在下に酵素活性が発現するタイプの酵素である．金属との結合は弱く，いくつかの金属で代用できる．第3は，メタロチオネインなど酵素活性をもたない金属蛋白である．

生体には千数百種類の酵素が存在しているが，300種類以上の酵素の活性化に亜鉛が必要である．情報伝達系及び免疫系の主要な酵素には亜鉛酵素が多い．

2 遺伝情報の伝達

細胞分裂の際には，遺伝情報を保持したRNAをコピーして新しい細胞に伝えなければならないが，DNAポリメラーゼ，RNAポリメラーゼをはじめとする情報伝達系の主要な酵素は亜鉛酵素である．

亜鉛フィンガー（Zinc Finger）と呼ばれる特殊な構造を持つ転写因子が知られている．遺伝情報の伝達には核酸はDNAの複製，RNAの合成，核酸合成の全ての段階で金属を必要とするが，なかでも亜鉛は突然変異及び発癌抑制との関連において最も重要な役割を担っている．

3 免疫能の保持

免疫能の保持には，亜鉛，鉄，銅，セレンなどの微量元素が必要である．なかでも亜鉛は免疫機能の基本的部分に関与しており最も重要である．免疫機能には，抗原やリンパ球のみならず，樹状突起やマスト細胞などの免疫担当細胞が重要な役割を果たしている．亜鉛欠乏に共通した症状のひとつに免疫不全とそれに伴う易感染性がある．亜鉛欠乏による免疫不全の特徴は胸腺ならびに胸腺依存性リンパ組織の選択的萎縮とそれに伴う細胞性免疫の低下である．

多くの感染症で，免疫能の低下により症状が悪化することは周知の事実である．小児および高齢者の肺炎は死亡率が高いが，亜鉛の投与により小児肺炎の死亡率が減少したという報告や，高齢者の肺炎を予防し得るという報告がいくつかあり注目されている．

4 抗酸化作用

生体では，酸素を利用する過程で種々の活性酸素が生成される．活性酸素が過剰に産生されると生体の膜や細胞が破壊され，種々の疾患が誘発される．活性酸素が直接あるいは間接的な原因となって発生する病気は全疾患の90%にのぼる．

過剰に産生された活性酸素を除去するスカベンジャーとして働く酵素にスーパーオキシドディスムターゼ，カタラーゼ，グルタチオンペルオキシダーゼなどがあるが，活性部位にCu，Zn，Mn，Fe，Seなどの金属が結合して活性酸素を除去する作用を発揮する．

5 解毒作用

メタロチオネインは，1957年ウマの腎臓中に存在するカドミウムを含む蛋白として発見された分子量6,500～7,000の酵素活性をもたない金属蛋白である．多量に含まれるシステイン残基に種々の重金属を結合してその毒性を緩和する作用を持つ．

カドミウム汚染に際しては，有毒な遊離カドミウムをメタロチオメインが補足し無毒化する．

あらかじめ多量の亜鉛を投与しておくと，その後に投与した致死量のカドミウムに対しても毒性を防御し死を免れることが動物実験で証明されている．イタイイタイ病の治療に亜鉛の大量投与が行われる．他の金属もメタロチオネインを誘導するが，ほとんどの金属元素は安全域が狭く大量投与ができない．亜鉛は例外的に安全域が極めて広く，唯一大量投与が可能な金属である．

6 創傷治癒の促進

亜鉛が創傷治癒を促進することは経験的に古く古代ギリシャ時代から知られていた．現在でも火傷などの治療に亜鉛華軟膏が使われている．亜鉛は外科手術術後の創傷の回復を促進し，縫合不全などの合併症を未然に防ぐために有効である．待機的外科手術の術前には十分に亜鉛投与を行い低亜鉛血症を改善しておくことが望ましい．

7 ストレス反応

感染，細菌性エンドトキシンショック，外科手術，火傷，妊娠などのストレス時には，肝細胞，胸腺，骨髄，などに亜鉛が動員され血清亜鉛が低下する．熱ショック蛋白（Heat Shock Protein, HSP）は，熱ショックをはじめとする種々の外的環境の変化やストレスに対する防御機構である．

4 亜鉛の生体内分布

1 各臓器の微量元素濃度

人体各組織の微量元素濃度は圧倒的に亜鉛が多い．亜鉛に次いで組織内濃度が高いのは銅である．亜鉛の 1/10 のオーダーで存在するが，個々の臓器における亜鉛と銅の存在比をみると興味深い．

脳の銅濃度は亜鉛の約 1/2 であるが，肝では約 1/5，膵では約 1/15，筋肉では約 1/60 である．マンガンは，銅の約 1/10，亜鉛の約 1/100 であり，クロムは銅の約 1/100，亜鉛の 1/1000 である．

2 亜鉛の生体内分布

生体内亜鉛の 60％は筋肉に 30％は骨に存在し，残りの 10％が肝，腎，膵，脳，心，皮膚，消化管，その他の臓器に存在している（**表 8-2**）．

大脳組織中の亜鉛濃度は他臓器に比べて少ないが，組織化学的に調べると脳内の部位による局在が明確で白質に多く灰白質少ない．最も高濃度に存在するのは海馬である．

血清亜鉛の測定は従来原子吸光法で行われてき

表 8-2

	ICRP	NRC	Jackson
全身	2.3	2.3	2.7
筋肉	1.5（65％）	1.4（62％）	1.5（57％）
骨	0.48（21％）	0.66（29％）	0.77（29％）
肝臓	0.085	0.041	0.13
脂肪組織	0.024		
消化管	0.023	0.025	
血液	0.018	0.009	
脳	0.017	0.018	0.04
腎臓	0.015	0.020	0.02
皮膚	0.015	0.030	0.16
肺	0.011	0.017	
心臓	0.0084	0.0087	0.01
毛髪	0.0052		<0.01
脾臓	0.0032	0.0038	
膵臓	0.0025		

たが，近年比色法が開発され生化学自動分析が可能になった．

原子吸光法と比色法による測定値は極めて高い相関を示し，同一検体を両者で測定してもほぼ同一の値を示す（**図 8-3**）．

3 亜鉛の吸収と排泄

亜鉛は主として十二指腸および小腸上部で吸収され，1 〜 3 時間のうちに肝臓，膵臓，骨組織などに取り込まれる．我々は硫酸亜鉛 220 mg（亜鉛 50 mg 含有）をボランティアに経口投与し，高齢者では有意に吸収が悪く，血清亜鉛の上昇が若年者に比し，不良であることを報告した（**図 8-4**）．

腸管からの物質の吸収は一般に多量であれば単純に濃度勾配で吸収されるが，微量な物質は輸送蛋白と結合して選択的に吸収される．亜鉛の吸収

8. 高齢者の亜鉛欠乏症

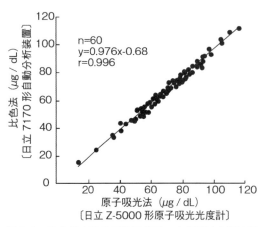

図 8-3 生化学自動分析装置を用いた亜鉛比色測定法
(日暮和彦，他．Biomed Res Trace Elements 2007; 18: 380-385, より転載)

表 8-3 亜鉛の1日必要量

生後 6 ヵ月まで	3mg
生後 12 ヵ月まで	5mg
10 歳まで	10mg
成人	15mg
妊娠中	20mg
授乳中	25mg
高齢者	?

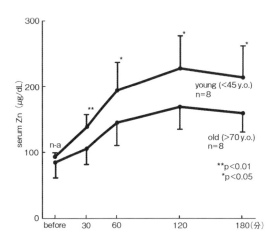

図 8-4 亜鉛経口負荷試験による亜鉛吸収の老若差
(宮田学，他．日本老年医学会雑誌：1987; 24:272. より転載)

は，能動的に結合蛋白により選択的に行われ，生体内の恒常性を維持している．亜鉛の吸収率は欠乏状態では 80〜90％と高く過剰状態では 10〜20％に低下する．通常状態における亜鉛の平均吸収率は約 40％である．

4 亜鉛の1日必要量

成人における亜鉛の1日必要量は，平均吸収率を 40％と考えて 10〜15 mg とされている．亜鉛は動物性蛋白に多く含まれ，経口摂取された亜鉛は主として十二指腸上部より吸収される．生後 6 か月までは 3 mg，12 か月までは 5 mg，10 歳までは 10 mg，妊産婦および授乳期には 1 日 20〜25 mg の亜鉛摂取が必要である．高齢者の必要量は成人より低く設定されているが，吸収率の低下を考えるとむしろ若年者より多く摂取する必要がある（**表 8-3**）．

必須ミネラルに中で日本人に不足しているのは，カルシウム（Ca），マグネシウム（Mg），鉄（Fe），銅（Cu），亜鉛（Zn）である．亜鉛には貯蔵蛋白がなく日々補給しなければならない．

5 血清亜鉛濃度の基準値

わが国で使用されている基準値は各検査会社によりまちまちである．いずれも自社で測定した実測値の平均値± 2SD の値をもって基準値としている．

我々は 1987 年に病院の外来受診者で年代別の血清亜鉛濃度の平均値および標準偏差を調査した．自動分析によるスクリーニング検査で 12 項目がすべて正常範囲にある血清の亜鉛濃度を原子吸光法により測定したが，いずれの年代でも平均値± 2SD は 60〜120 μ/dL の範囲にあり，20〜70 歳代まで加齢による変動はみられなかった（**図 8-5**）．住民検査において高齢者の血清亜鉛濃度が低下傾向を示すのは，高齢者において亜鉛欠乏症が多いことを示すのであって，基準値は若年

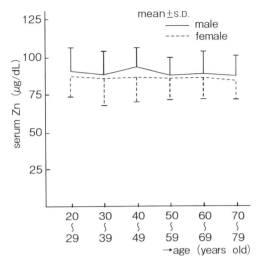

図 8-5 加齢による血清亜鉛濃度の変動
(宮田學, 他. 日本老年医学会雑誌:1987; 24: 272. より転載)

と同一のものを用いて差支えない.

10年毎に改訂される『日本臨床増刊号広範囲血液・尿・化学検査』における亜鉛の項では 84〜159 μg/dL と血流亜鉛の基準値は我が国の多くの報告よりかなり高い. 欧米の成書の記載をそのまま掲載していると考えられ, 検体の処理法よりむしろ, 人種差を表わしていると考えられる.

冨田らは, 血清亜鉛濃度 80 μg/dL 未満を亜鉛欠乏症の診断基準として用いることを提唱した. 60〜79 μg/dL は亜欠乏ないし潜在性欠乏症, 59 μg/dL 未満は顕在性の亜鉛欠乏症として亜鉛治療の対象とするとした. 児玉らも同様の提唱をしている.

6 亜鉛トランスポーターと「亜鉛シグナル」

亜鉛のトランスポーターに関する基礎分野における研究はめざましい発展をとげた.

腸管吸収および細胞内への亜鉛輸送に関わる ZIP ファミリー 14 種および細胞内から細胞外への亜鉛輸送に働く ZnT トランスポーター 9 種が同定されている (図 8-6).

亜鉛の生理作用が ZnT (Sic30a) と Zip (Sic39a) に分類される 2 つの亜鉛トランスポーター群の機能と密接に関連していることが明らかになってきた. ヒトゲノムにコードされた蛋白質の約 10% には亜鉛結合ドメインが認められ, 亜鉛が多様な生理作用をもつ生命活動の必須の因子であることが示されている. 亜鉛トランスポーターに関する研究は, 医学, 薬学, 栄養学など様々な分野で今後更なる進展を遂げるであろう.

個体レベル, 細胞レベル, 細胞内小器官レベルにおいて機能する ZnT・Zip 両トランスポーターの詳細な解析から, 今後も様々な生命現象において機能する亜鉛の役割が解明されていくことが期待される.

亜鉛イオンの恒常性は亜鉛トランスポーターによって制御されている. 亜鉛トランスポーターが制御する亜鉛イオンがシグナル分子として機能することが最近の研究によって明らかになり, この「亜鉛シグナル」が細胞内の標的分子の機能を特異的に統御して様々な生命現象を制御する様相が分子レベルで解明されつつある.

5 疾患と亜鉛

1 消化器疾患と亜鉛

胃疾患と亜鉛

胃潰瘍治療薬として開発されたポラプレジンクは亜鉛とカルノシンの錯化合物である.

Fraser らは, 消化性潰瘍治療剤の有効性を検討していたが, 副作用軽減のために用いた類似体には抗潰瘍作用が認められなかった. そこで創傷治癒を促進すると考えられていた亜鉛およびビタミン A を併用して臨床試験を行ったところ, 亜鉛併用群では全例に潰瘍面積の縮小効果が認められ, 胃潰瘍治療剤としての亜鉛製剤ポラプレジンクが開発された. 実験胃潰瘍に亜鉛錯体であるポラプレジンクを投与すると損傷胃粘膜に亜鉛が集積して潰瘍を修復するが, 損傷のない正常胃粘膜への亜鉛の集積はみられず, 同時にプロスタグランディン類似のサイトプロテクション作用を発揮し, 潰瘍治癒の質の高い再発しにくい再生上皮が

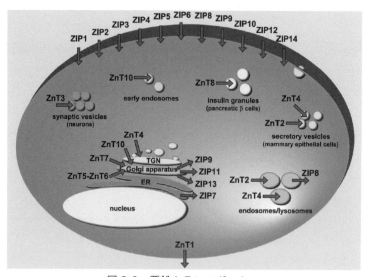

図8-6 亜鉛トランスポーター
(神戸大朋, 亜鉛栄養治療 2015; 5: S10. より転載)

形成された.

胃潰瘍の成因とピロリ菌の関係が注目され, 難治性あるいは再発を繰り返す胃潰瘍ではピロリ菌の除菌が行われるが, 亜鉛の前投与により除菌効果が高まることが報告されている.

腸疾患と亜鉛

炎症性腸疾患として潰瘍性大腸炎とクローン病がある. 潰瘍性大腸炎は大腸の非特異的炎症で, 慢性の下痢と粘血便が主症状である. クローン病は, 腹痛, 発熱, 下痢, 体重減少を4主徴とし, 下血, 貧血, 全身倦怠などの症状を呈する原因不明の慢性炎症性疾患で, 好発部位は回盲部である.

いずれも30歳以下の弱年者に多い疾患であるが, 不全型は高齢者にも見られる.

潰瘍性大腸炎は, 1973年に厚生省の特定疾患に指定され1976年に965件の医療受給者証が交付されたが, 2007年には96,993件に達した. クローン病は, 1975年に特定疾患に指定され1976年に128件が認定されたが, 2007年には27,384件に達した.

1977年, Dronfieldらにより潰瘍性大腸炎に対する亜鉛療法が試みられた. サラゾピリンあるいはステロイド治療の補助療法として硫酸亜鉛660 mgを4週間投与した成績は二重盲検法で有意差を認めなかった.

クローン病における亜鉛欠乏症状については多くの報告がある. わが国では, 西田らがクローン病の低亜鉛血症について報告している. クローン病における血清亜鉛の低下は重症になるほど顕著である. 小児期に発症した症例では成長障害がみられ, 硫酸亜鉛の投与で臨床症状が改善するとともに身長が伸び, 性腺機能も回復する.

炎症性腸疾患では, 腸管免疫機能の破綻が発症と密接に関与しているが, 亜鉛は獲得免疫を制御するT細胞機能を保持・増強する意味でも重要である. クローン病では経口亜鉛負荷試験を行うと血清亜鉛の上昇は健康人に比し不良である. 亜鉛50 mgを経口負荷した際の濃度下曲線面積(AUC)は対照の35%に留まる.

クローン病では, 腸管の安静を保つために絶食とし, 高カロリー輸液を行う. わが国では高カロリー輸液導入初期に低亜鉛血症が多発したが, 最近では亜鉛をはじめ微量元素が輸液製剤に添加されているので亜鉛欠乏をきたすことはない.

肝疾患と亜鉛

肝障害時には尿中への亜鉛排泄が増加し血清亜鉛は低下する. 優性肝疾患では慢性肝炎から肝硬変へと病勢が進むに従って血清亜鉛濃度は低下す

る．肝の繊維化が進むに従って血中亜鉛濃度は低下する（図8-7）．

腹水，黄疸などの肝不全症状を伴う非代償性肝硬変では，血清亜鉛濃度は 50 μg/dL 未満となり，味覚障害などの亜鉛欠乏症状を呈することが多い．

肝性脳症では血中アンモニアの上昇に伴い脳波異常が出現し肝性昏睡に陥る．アンモニア代謝に関わるオルニチントランスカルバミラーゼは亜鉛酵素で，亜鉛欠乏時には活性が低下し肝性脳症を助長する．分枝鎖アミノ酸消費が増大しフィッシャー比（分枝鎖アミノ酸/芳香族アミノ酸）が低下する（図8-8）．亜鉛投与は肝性脳症に対する副作用のない安全な治療法として欧米では広く普及しているが，わが国では特殊アミノ酸の点滴や腸管におけるアンモニア吸収阻害剤による治療が主体である．

生体肝移植においては，術前，術後に十分亜鉛を補給することが合併症を予防し好成績につながる．

膵疾患と亜鉛

亜鉛の吸収には膵液中の亜鉛結合蛋白が関与している．慢性膵炎にみられる外分泌機能低下時には亜鉛吸収不良による低亜鉛血症がみられる．膵臓は亜鉛代謝の中心的な臓器である．

膵内外分泌機能低下に際しては，膵酵素製剤の大量補充療法に加えて亜鉛の併用投与が有効であり，膵広汎切除後の術後の重篤な脂肪肝（非アルコール性脂肪肝 NAFLD/脂肪肝炎 NASH）は亜鉛投与により予防可能であることを伊佐地らは報告している（亜鉛栄養治療 2: 2, 2011）．

2　循環器疾患と亜鉛

心筋梗塞と亜鉛

急性心筋梗塞の発作後 24 時間以内に血清亜鉛は著明に低下する．急性心筋梗塞における血清亜

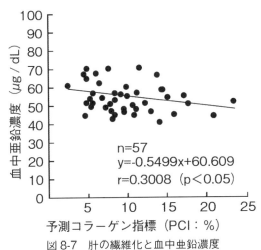

図8-7　肝の繊維化と血中亜鉛濃度
（高松正則，他．肝胆膵 2004; 48: 659 より転載）

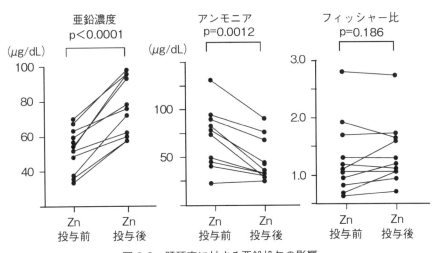

図8-8　肝硬変に対する亜鉛投与の影響
（片山和宏，他．肝臓 2001; 2: 120 より転載）

鉛濃度の低下の程度は予後を推定するよい指標となる．心筋壊死など組織損傷が強いと血清中の亜鉛は損傷部位に動員され急速に血清亜鉛濃度は低下する．急性心筋梗塞後の血清亜鉛濃度の低下は2週間程度続き病状が回復するに従って正常化する．

心筋虚血例では全経過を通じて血清亜鉛濃度は有意の低下を示さないので，両者の鑑別に有用である．心筋梗塞の合併症により6群に分類した成績，あるいは不整脈の程度により5群に分類して検討した成績によると，重篤になるに従って血清亜鉛濃度は低値を示す．

心筋梗塞における低亜鉛血症は他の疾患にみられるような病因論的な因果関係はなく，ストレスあるいは組織損傷の修復に動員されたがための生体内亜鉛分布のシフトにすぎない．Singhらは血清亜鉛が発作後3日以内に65 μg/dLを下回ったものは全例死亡したと報告している（Angiology 34: 215, 1983）．

高血圧と亜鉛

自然発症高血圧ラットでは亜鉛欠乏が高血圧を増悪させる．血管拡張物質である一酸化窒素（NO）と活性酸素が結合し血圧を上昇させると考えられている．亜鉛欠乏ではスーパーオキシド消去酵素であるSOD活性が低下することが知られている．一酸化窒素は内皮細胞で産生され強力な生理活性を有する．内皮細胞におけるアポトーシス（細胞死）を抑制する．一酸化窒素合成酵素やアンギオテンシン変換酵素（ACE）は亜鉛依存酵素である．重症高血圧では血清亜鉛とACEが低値で，血清亜鉛濃度と拡張期血圧の間には負の相関関係が認められる．

3 腎疾患と亜鉛

慣性腎臓病（CKD）は，わが国では少なく見積もっても400万人にのぼると推計される．1970年代より腎疾患における微量金属代謝の研究が進み，尿毒症では血清亜鉛濃度が低いことが指摘されるようになった．腎不全における低亜鉛血症は，亜鉛の摂取不足もさることながら，その原因は主として吸収障害にある．

腎性貧血では，亜鉛投与によりエリスロポエチン投与量を減ずることができる．

慢性腎不全患者を悩ませる合併症に皮膚掻痒症（Uremic Pruritus）がある．抗ヒスタミン剤その他の治療が無効で不快感が強く，睡眠障害に悩まされる．肥満細胞からのヒスタミン放出は亜鉛によって抑制されており難治性の皮膚掻痒症には亜鉛投与が有効である．

4 血液疾患と亜鉛

亜鉛欠乏性貧血

血液疾患に関連のある微量元素，ビタミン類として，鉄，銅，亜鉛，コバルト，葉酸，ビタミンB12などがある．亜鉛欠乏が貧血に関与している可能性については，1961年Prasadらにより報告された亜鉛欠乏症の第1例においてすでに指摘されている．

その後スポーツ医学において亜鉛と貧血の関係が注目されるまで長い間顧みられることはなかった．1996年，西山らは女子長距離ランナーの貧血が鉄剤の投与のみでは改善されず亜鉛を同時に投与して初めて改善することを報告した（J Am Coll Nutr 15: 359, 1996）．

亜鉛欠乏では，ソマトメジンや男性ホルモンなどの亜鉛由来の造血ホルモンの低下によって貧血が惹起される．放置すると性腺の機能低下をきたし，男性ホルモンに強く依存する筋肉量が維持できなくなり選手生命を絶たれることになる．

治療は初期より鉄100 mgに亜鉛35～40 mgの併用投与が必要である．亜鉛欠乏性貧血の原因は発汗により汗のなかに多量に亜鉛が失われることによる．亜鉛欠乏性貧血では，鉄，フェリチン，亜鉛，ソマトメジンCが低下するが，正球性正色素性貧血を呈す．妊婦貧血の80％は亜鉛欠乏性貧血で，鉄とともに亜鉛の補給が必要である．

銅欠乏性貧血

銅の腸管吸収は亜鉛と競合するため，亜鉛の大量経口投与時には銅の吸収阻害に注意しなければならない．小児の栄養性銅欠乏に対しては硫酸銅の経口投与あるいは銅を含む微量元素製剤の点滴

が行われる（Jones Hopkins Med J 124: 139 1989）.

成人の銅欠乏性貧血にたいしてはチョコレートやココアの経口摂取が勧められる.

鎌状赤血球症と亜鉛

鎌状赤血球症（Sickle Cell Anemia）は主として黒人にみられる遺伝性疾患であるが，わが国でも稀にみられる. 赤血球が無酸素状態におかれると鎌状の形態をとり，細い血管を閉塞して臓器障害をきたす. 多くは亜鉛欠乏状態にあり，亜鉛治療が有効である（JAMA 235: 2396, 1976）.

5　内分泌疾患と亜船

糖尿病と亜船

中高年に発症するⅡ型糖尿病はインスリンの分泌低下とインスリン抵抗性をぎたす遺伝素因に加えて，過食，運動不足，肥満，ストレスなどの環境要因と加齢の影響が加わって発症する.

亜鉛は膵臓の β 細胞の分泌顆粒の中に存在し，インスリンには亜鉛が 2 原子含まれている. 動物実験では亜鉛欠乏により糖尿病が発症する. 1951 年，岡本らは，膵ランゲルハンス島における多量の亜鉛の存在を組織化学的に証明し，亜鉛のキレート剤であるストレプト・ゾト・シンの投与により実験的糖尿病ラットの作成に成功した.

臨床的には，糖尿病患者で亜鉛欠乏症状がみられたり，亜鉛投与により糖尿病の改善がみられたりするという事実はないが，亜鉛欠乏を改善することがⅡ型糖尿病の治療に好影響を与える（Biol Trace Elem Res 81: 215, 2001）.

最近の研究では，亜鉛トランスポーターを介した細胞内小器官と細胞間質における亜鉛の輸出入の異常や，亜鉛による細胞間相互作用の破綻が病態に関与していることが報告されている. 藤谷らは，Ⅱ型糖尿病感受性遺伝子として同定されたSLC30A8/ZnT8 の機能解析を通じて明らかになった臓器間相互作用を司る新たな亜鉛の役割について報告している（亜鉛栄養治療 5: 2, 2015）.

甲状腺疾患と亜鉛

甲状腺機能亢進症では，赤血球中亜鉛が血中サイロキシン濃度に反比例して減少し血中亜鉛は増加する（Am J Clin Nutr 40: 26, 1984）. 逆に，甲状腺機能低下では赤血球中亜鉛が増加し尿中亜鉛は低下する.

下垂体疾患と亜鉛

下垂体前葉の成長ホルモン（GH）分泌顆粒中には，GH と亜鉛が 1：1 の割合で存在している. ソマトメジン C は成長ホルモン分泌能を評価するため日常診療でも測定され，低値を示す場合は下垂体性小人症が，高値を示す場合は成長ホルモン分泌過剰による末端肥大症の診断根拠となる.

6　下腿潰瘍と亜鉛

下腿潰瘍の成因として，循環障害，肉牙腫性炎症，化膿性炎症，悪性腫瘍などがあげられる. 糖尿病壊疽は難治性でしばしば下肢切断を余儀なくさせられる. 閉塞性血管疾患によるものも難治性で，血行再建術を施しても再発することが少なくない.

ハンセン病における下腿潰瘍も難治性で有効な治療法がなかったが，亜鉛投与が有効であると報告された（微量金属代謝 2: 43, 1976）.

清水は，末梢性動静脈の閉塞性疾患において血清亜鉛を測定し，対照の健康人 31 例では 107.8 $\pm$ 9.1 μg/dL であったのに対して，閉塞性血栓血管炎（Burger 病）59 例では 100.0 $\pm$ 15.7 μg/dL，閉塞性動脈硬化症 51 例では 90.4 $\pm$ 14.3 μg/dL，大動脈炎症候群 34 例では 83.2 $\pm$ 15.4 μg/dL，号脈血栓症の 6 例では 75.3 $\pm$ 21.5 μg/dL で，いずれも対照に比して有意に低値をしめしたと報告した（岐阜医紀 25: 173, 1977）. 血清亜鉛の低下した下腿潰瘍に対しては亜鉛治療を積極的に試みるべきである.

7　皮膚疾患と亜鉛

皮膚は新陳代謝の盛んな組織である. 再生機能が低下してくると皮膚の健康を保つことができない. 亜鉛には細胞分裂を盛んにし新陳代謝を促進する作用があり，美肌には欠かせない必須微量元素である. 亜鉛はメラニン代謝を盛んにし一旦できたシミやソバカスでも消去する作用がある. 1955 年，Tucker らは，ブタの亜鉛欠乏症状とし

て扁平上皮の細胞が厚くなり角化がおこる錯角化症（Parakeratosis）を特徴的所見として報告した（Proc Soc Exp Biol Med 88: 613, 1955）．錯角化症はヒトの亜鉛欠乏症においても見られる．

多くの皮膚疾患で血清亜鉛は低値を示す．低亜鉛血症を伴う皮膚疾患として脂漏性湿疹，尋常性乾癬，類天疱瘡，円形脱毛症，皮膚癌，全身性エリテマトーデス，膿疱性座瘡，白斑，掌蹠膿疱症，アトピー性皮膚炎，皮膚掻痒症，潰瘍性皮膚疾患，褥瘡など多岐にわたる皮膚疾患が挙げられる．

脱毛症と亜鉛

急性及び慢性の亜鉛欠乏症の代表的皮膚症状が脱毛である．円形脱毛症は突然円形あるいは楕円形の脱毛を生じる．ストレスや心理的要因が関係していると考えられ，重症例ほど血清亜鉛の低下が著しい．欧米では1970年代より硫酸亜鉛の経口投与が行われてきたが，重症例では治癒するまでに円形脱毛症で6か月，癒合して全脱毛に至る悪性脱毛症では2年を要すると報告されている．

熱傷と亜鉛

広範囲の熱傷では受傷早期の熱傷ショック期には血清亜鉛は一時的に高値を示し，その後急激に低下する．熱傷ショック離脱後は血清亜鉛の低下が正常化するまでには数日を要する．熱傷ラットでの観察では，熱傷の程度と血清亜鉛の低下には相関関係が認められ，感染を合併すると血清亜鉛の低下はさらに顕著になる．熱傷早期に十分な輸液とともに亜鉛を補給することは治療上重要である．

掌蹠膿疱症と亜鉛

掌蹠膿疱症は手のひらや足の裏に膿疱を繰り返し形成する慢性の皮膚疾患である．組織学的には表皮内に好中球の浸潤を伴う膿疱形成を認める．原因は不明で，各種の対象療法，ステロイド外用薬，ビオチン内服などが行われている．近年，その原因として亜鉛欠乏が疑われ，亜鉛治療が注目されている．倉澤は，6年間両手掌の水泡に悩まされてきた62歳男性において低亜鉛血症を認めたため亜鉛投与を行ったところ血清亜鉛の改善に伴い皮疹が3週間で劇的に軽快し再発のみられ

ない症例を経験した．その後，亜鉛治療を行った掌蹠膿疱症は全例劇的に改善し，本疾患の主要因に亜鉛が関係していることは間違いないと考えた（長野県国民健康保険団体連合会：亜鉛欠乏症について p41, 2006）．皮膚科医による系統的な検討が切望されるところである．

口内炎，舌痛症と亜鉛

アフタ性口内炎，口角炎，口唇炎，舌炎などは亜鉛欠乏時にみられ，亜鉛補充が有効である．いずれも口腔粘膜あるいは皮膚との移行部の炎症で，再発を繰り返すことが多い．

倉澤は，長期にわたって再発を繰り返していた難治性の口内炎が，褥瘡に対する亜鉛補充療法を契機にみられなくなった症例を報告している．また，大部分の舌痛症は亜鉛欠乏症状である可能性が高いと述べている（亜鉛栄養治療 4: 4, 2013）．

立石は，150例の舌痛症の血清亜鉛濃度を測定し，110例（73.3%）は80 μg/dL未満で亜鉛欠乏あるいは潜在的欠乏の域にあり，80 μg/dL以上の正常例は40例（26.7%）に過ぎなかったと報告している（日本口腔科学会雑誌 57: 122, 2008）．

放射線照射時の口腔粘膜障害と亜鉛

放射線全身照射は頭頸部悪性腫瘍の治療や骨髄移植の前処置として行われるが，口腔粘膜障害が必発である．富士原，上紺屋らは，放射線照射時の口腔粘膜障害に対して亜鉛-Lカルノシン錯体であるポラプレジンクを口腔内投与し，その有効性と安全性を検討した．

放射線全身照射例37例にポラプレジンク450 mg（亜鉛102 mg含有）を2%カルメロースNa 210 mLに溶解し，1回10 mL宛1日3回，1分間口に含ませた後嚥下させた．放射線治療開始後4週間連続投与したところ，口腔粘膜障害の発生率は亜鉛投与群と非投与群の間で差はみられなかったが，重症の口腔粘膜障害の発生率は亜鉛投与群で有意に減少したと報告している（日本医学放射線学会誌 62: 144, 2001）．

アトピー性皮膚炎と亜鉛

アトピー性皮膚炎はこの50年間に急激に増加した疾患である．重症例ではIgEが著明に増加す

る．長期にわたるステロイド治療による副作用に悩まされたり，ステロイドからの離脱に難渋したりする例が多くなり社会問題となっているが，日本皮膚科学会の治療指針によると現在のところ有効かつ安全な治療はステロイド外用剤以外にない．

近年，ステロイド剤無効の難治例に対してタクロリムス軟膏が用いられるようになった．本剤はT細胞からのサイトカイン産生を強力に抑制するため副作用に対しても十分注意する必要があり，専門医に治療を委ねなければならない．

有沢らはアトピー性皮膚炎に対して亜鉛補充療法を行い良好な成績をあげている（Physicians Therapy Manual 10: 7, 2004）．硫酸亜鉛 200 mg/ 日（亜鉛 45.5 mg 含有）あるいはポラプレジンク 1.5 mg/ 日（亜鉛 51 mg 含有）を投与し，2 か月後，6 か月後に血清亜鉛濃度および IgE 値を測定し，臨床症状（痒みと皮膚炎の程度及び範囲）を検討した．結果は，33 例中 30 例に有効で無効例が 3 例であった．血清亜鉛の平均値は，治療前 84.0 μg/dL から 2 か月後 94.5 μg/dL，6 か月後 113.7 μg/dL と有意に上昇した．血清総 IgE 値は治療前 8547 IU/mL から 2 か月後 6197 IU/mL，6 か月後 4954 IU/mL とそれぞれ経時的に減少したが，有意差はみられなかった．臨床症状は痒み，皮膚炎の程度とも 5 段階評価でみると著明に改善したと報告している（亜鉛栄養治療 1: 74, 2011）．亜鉛投与により銅欠乏性貧血をきたすものがあり，特に小児例では注意を要するため，有沢は 1 錠あたりグルコン酸亜鉛 14.5 mg に対してグルコンサン銅 0.45 mg を加えた錠剤を独自に栄養機能食品として作成し投与している．高齢者でも亜鉛投与 1 ～ 2 か月で血清銅が著明に低下する症例があるが亜鉛投与中止により速やかに血清銅は正常化し臨床的に問題となることはない．

皮膚掻痒症と亜鉛

老人性皮膚掻痒症に対しても亜鉛治療が有効である．難治性の皮膚掻痒症のひとつとして慢性腎不全の血液透析中にみられる Uremic Pururitus がある．

真田らは，透析患者の皮膚掻痒症に硫酸亜鉛を投与してその止痒効果を検討した．頑固な皮膚掻痒感を訴える 19 例の透析患者にい硫酸亜鉛 445 mg を 2 か月間投与し血清亜鉛およびヒスタミン濃度を測定したところ，両者には負の相関関係が認められ，アンケートによる症状の改善率は 53％であった（泌尿紀要 33: 1955, 1987）．

志内らも血液透析中の難治性皮膚掻痒に対してポラプレジンク 150 mg/ 日を投与し，血清亜鉛の上昇とともに痒みのスコアが低下したことを報告している（日本病院薬剤師会雑誌 44: 1491, 2008）．

その他の皮膚疾患と亜鉛

高齢者の皮膚は脆弱で，僅かな外力で剥離することが多いが，年余にわたり亜鉛の経口投与を続けることにより脆弱性が改善され容易に剥離や出血がみられなくなる．

慢性湿疹や膿疱性乾癬，類天疱瘡などの皮膚疾患は，亜鉛欠乏と関連していると考えられ，確定診断に至らなくても亜鉛の投与で劇的に改善するものがある．褥瘡に対しても亜鉛の経口投与が有効である．

欧米の成書には尋常性乾癬に対しても亜鉛投与が有効であると記載されており，人間ドック受診者に半信半疑で亜鉛リプリメントを勧めたところ，1 年後全身の地図状皮疹が跡形もなく消失した症例をたて続けに 2 例経験した．いずれも皮膚科医にも見放され，公衆浴場にも行けないと悲観していた中高年男性で，大変喜ばれた．皮膚科学会でもプロジェクトを組んで治験を行っていただきたいものである．

8 膠原病およびリウマチ性疾患と亜鉛

膠原病は全身諸臓器の結合組織が障害される疾患群の総称である．古典的膠原病として，全身性エリテマトーデス（SLE），進行性全身性硬化症（強皮症），皮膚筋炎，多発性筋炎，結節性動脈周囲炎，関節リウマチがある．近縁疾患として，シェーグレン症候群，ベーチェット病がある．

膠原病と亜鉛

SLE，強皮症では血清亜鉛は低値を示し，亜鉛の投与により症状は改善する．ベーチェット病に

おいても血清亜鉛は低値を示す．Khalifahaらは，二重盲検クロスオーバー試験において臨床症状指数（CMI）と血清亜鉛濃度は逆相関を示し，硫酸亜鉛投与開始1か月後より血清亜鉛の上昇とともにCMIは低下し始め，プラセボに移行4か月後より血清亜鉛の低下とともにCMIは再上昇したと報告している．プラセボから開始した群では硫酸亜鉛投与後血清亜鉛の上昇とともにCMIが低下し臨床症状の改善がみられた（J. Dermatol 33: 541, 2006）．

関節リウマチと亜鉛

活動期の関節リウマチでは間接の拘縮予防のために副腎皮質スエロイド剤の投与が行われてきた．最近では生物学製剤の早期投与が勧められている．

1976年，Simkinらはリウマチ患者の血清亜鉛濃度が健常人より低いことに着目し硫酸亜鉛の経口投与を試みたところ，関節腫脹や早朝の手指のこわばり（morning stiffness）などの症状が軽快し歩行時間の短縮などの他覚症状の改善が認められたことを報告した（Lancet 2: 539, 1976）．また，Johnstoneらはリウマチ患者から採取した関節滑液膜を亜鉛を含む培地で培養すると滑液膜のアルカリホスファターゼ活性が高まることを報告した（Ann Rheum Dis 37: 552, 1978）．

小野らは，2001年4月〜2004年10月の間に診察した関節リウマチ患者312例の血清亜鉛濃度を測定した．228例（73.1%）は70μg/dL未満で，抗リウマチ薬を継続投与しても関節痛がよくならない例やその他の症状がある症例62例に対して，1日34mgのカルノシン亜鉛（ポラプレジンク75mg）を投与したところ血清亜鉛濃度は56.0±8.1μg/dLから86.2±13.2μg/dLに上昇し関節痛は44例中15例（34%），関節腫脹は28例中11例（39.3%）に改善がみられたと報告している（治療別冊87: 94, 2005）（図8-7）．血清亜鉛低値にも拘わらず亜鉛投与できなかった19症例では自覚症状は全く

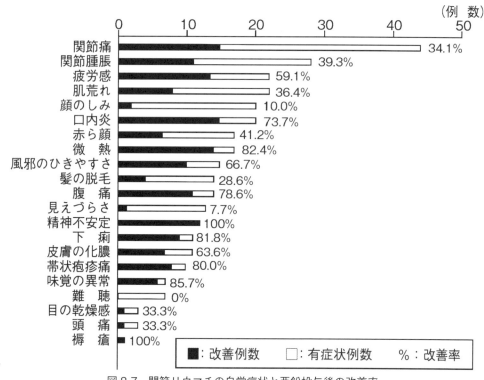

図8-7 関節リウマチの自覚症状と亜鉛投与後の改善率
（小野静一，治療（別冊）2005; 87: 94より転載）

改善されなかった．亜鉛が不足していても血清亜鉛濃度があまり下がらないある一方，亜鉛を補充投与しても血清亜鉛がなかなか増加しない症例もある（亜鉛栄養治療 1: 78, 2011）．

9　男性不妊と亜鉛

不妊（infertility）とは，生殖機能に障害を生じ妊孕能（fecundability）が低下・消失した状態をいう．不妊の潜在人口は全生殖年齢の 10 ～ 15％といわれ，現代の夫婦では 7 ～ 10 組に 1 組の割合で不妊がみられる．男性側に原因のある男性不妊は増加傾向にあり不妊全体の 1/3 を占める．不妊夫婦は妻のみならず必ず夫も精査を受ける必要がある．

精液中には高濃度の亜鉛が含まれている．生体で最も亜鉛濃度の高い臓器は精巣および前立腺である．亜鉛欠乏時には精巣の精細管が萎縮し精子の生成が阻害される．精液中の亜鉛濃度が低下すると精子の数が減少するだけでなく精子の運動量も低下し男性不妊の原因になる．亜鉛欠乏ではテストステロンの合成低下により性欲が減退し勃起不全に陥る．

亜鉛は女性の性機能にも関与し，卵胞刺激ホルモンや黄体ホルモンの分泌は亜鉛欠乏により障害され月経周期異常や無月経がみられ卵胞の発育が障害される．

血清亜鉛濃度は妊娠時には低下する．妊娠時には 1 日 20 ～ 30 mg/dL の亜鉛の摂取が必要である．亜鉛不足は自然流産や早産の原因となり，妊娠中毒症その他の合併症の危険性が高くなる．また，胎児の成長障害や奇形を招く恐れもあり注意を要する．

10　整形外科疾患と亜鉛

亜鉛は骨形成を促進し骨吸収を抑制する．亜鉛を投与すると，骨組織中の DNA ならびにコラーゲン量は増加し，アルカリホスファターゼ活性は上昇する．ビタミン D3 と亜鉛の併用投与により骨蛋白質と DNA の合成はさらに増進する．閉経後の骨粗鬆症はエストローゲンの欠落症状で，その予防にはホルモン補充療法が推奨される．

生体内亜鉛の 30％は骨組織に存在し，亜鉛欠乏状態では骨組織の亜鉛含有量は低下する．ビスホスホネート製剤は骨吸収を強力に抑制する薬剤で骨粗鬆症治療の主役になってきたが，亜鉛補充療法を併用することにより骨塩量を増加させることが出来る．

11　眼科疾患と亜鉛

眼球は亜鉛を高濃度に含む臓器である．特に網膜と脈絡膜に多い．網膜の感光物質であるロドプシンの合成に亜鉛が必要である．

夜盲症と亜鉛

夜盲症はビタミン A の欠乏によって起こる暗順応の障害であるが，ビタミン A の単独投与では改善効果がみられず，亜鉛の併用投与で初めて暗順応が回復する．肝臓に貯蔵されたビタミン A は，レチノール結合蛋白（RBP）と結合して肝細胞より血中へ放出される．

加齢黄斑変性と亜鉛

加齢黄斑変性，（age-related macular degeneration：ARMD）は網膜の中心にある黄斑部の老化による変性により，ものが歪んで見えたり欠けて見えたりする疾患である．

欧米では中途失明の原因の第一位を占める．近年わが国でも増加し関心が高まっている．中高年以降の男性に多く，男性の発症率は女性の 3 倍にのぼる．異常に発生した新生血管が破綻して出血する滲出型は欧米に多く，視力障害が強く遂には失明に至る．わが国では，網膜の萎縮が主体である萎縮型が多く，症状の進行は緩徐で自覚しにくく失明率は低い．

米国では，加齢関連眼科疾患研究グループ（Age-Related Eye Disease Reseauch Guroup）による大規模臨床試験が 1980 年代より継続して行われている．黄斑変性のリスクのある米国人に 1 日 80 mg の亜鉛をビタミン C，ビタミン E，ベータカロチンなどの抗酸化作用を有するビタミンとともにサプリメントとして連日服用させると 5 年間で 30 万人以上の人が失明を免れると試算されている．

白内障と亜鉛

正常の水晶体の蛋白成分は水溶性であるが，白内障では不溶性蛋白成分が増加してくる．また，正常の水晶体ではカリウム（Na）よりナトリウム（K）の含有量の方が多いが，白内障ではカリウム（K）の方が多くなる．カルシウム（Ca）も増加し，蛋白を凝集させて不溶化を促進する．また，白内障の水晶体ではコレステロールが増加し，還元型グルタチオンが減少する．白内障と亜鉛の関係については注目さているが現在のところはっきりした結論は得られていない．

12　味覚障害と亜鉛

亜鉛欠乏により味覚障害をきたすことはよく知られている．亜鉛が不足するとなぜ味覚障害がおこるのか．味覚を感知する味蕾に存在する味細胞は新陳代謝が旺盛で皮膚と同じくらいの代謝回転で細胞が入れ替わっているが，その際，細胞新生のための蛋白合成に亜鉛が必要である．味覚障害は最も早く現れる亜鉛欠乏症状のひとつである．早期に亜鉛治療を開始すると味覚障害は速やかに回復するが，治療開始が遅れると難治となる．

日本大学耳鼻咽喉科の味覚外来における 1981 ～ 1991 年の 10 年間の 2,278 例の臨床解析によると，薬剤性の味覚障害が 21.7％，特発性 15.0％，亜鉛欠乏性 14.5％，心因性 10.7％と報告せれている（日大医誌 54: 529, 1995）．

兵庫医大耳鼻咽喉科味覚外来における 1999 年 1 月から 2010 年 12 月までの 12 年間に味覚異常で受診した 1059 例の原因は，特発性 192 例（18.2％），心因性 186 例（17.6％），薬剤性 179 例（16.9％），亜鉛欠乏性 143 例（13.6％），感冒後 132 例（12.5％），その他 227 例（21.3％）となっている．味覚障害をきたす可能性のある薬剤は約 170 種が知られている．薬剤性の味覚障害は 65 歳以上群では未満群に比して約 2 倍と有意に多く，原因の如何にかかわらず味覚障害発症から受診までの期間が 6 か月を過ぎると改善率は低下し治療期間も長期に及んだと報告されている（亜鉛栄養治療 1: 78, 2011）．

アンギオテンシン変換酵素（Angiotensin converting enzyme, ACE）は亜鉛酵素であるが，亜鉛欠乏状態では活性中心に亜鉛のない apo-ACE が血中に増加し，無機亜鉛を添加すると apo-ACE に亜鉛が結合して ACE 活性を発揮する．武田らは，in vitro における亜鉛添加前後の ACE 活性比により亜鉛栄養状態を評価し，味覚障害症例に適用した．亜鉛欠乏性味覚障害のみならず，薬剤性味覚障害や特発性味覚障害でも ACE 活性比は上昇しており亜鉛治療が有効であったと報告した（Biomed Res Trace Elements 20: 149, 2009）．

13　神経疾患と亜鉛

微量金属元素は中枢神経系に強い親和性をもつものが多く，アルミニウム脳症，水俣病，マンガン中毒などにみられるように中枢神経症状を呈することが多い．

亜鉛は，中枢神経では海馬に最も多く含まれる．亜鉛は海馬の苔状繊維（mossy fiber）のシナプス小胞内に貯蔵されている．シナプス小胞には亜鉛含有ニューロンが豊富に存在し，亜鉛は神経伝達物質とともにシナプス間隙に放出される．亜鉛は記憶や学習能力に関与するグルタミン作動性ニューロンの受容体と結合し記憶を保持する役目を担っている．

脳内の亜鉛濃度は加齢とともに低下するが，海馬のシナプス小胞の亜鉛濃度の減少が著しい．脳組織内の亜鉛結合蛋白はメタロチオネイン（MT）で，その 4 つの分画のうちの第 3 分画である MT-Ⅲ は脳の組織修復作用を有し，外傷性脳障害などでは著増する．アルツハイマー脳で減少する神経成長因子（GIF）は MT-Ⅲ と同一物質であることが判明した．

14　精神疾患と亜鉛

ヒトの亜鉛欠乏症状として抑うつ傾向と食欲不振があげられている．精神疾患は大きく分けて，①うつ病圏，②統合失調症圏，③神経症圏に大別される．近年特に注目されるようになってきたのはうつ病である．職場の健康管理においても，うつ病に対する対策には各企業とも苦慮している．

摂食障害と亜鉛

中井らは，神経性食思不振症 23 例中 20 例，大食症 13 例中 11 例に味覚障害を認めた (International J Eating Disorders 6: 257, 1987)．これらの味覚障害例では，血清 Zn, Fe が低値を示し，治療により臨床症状が改善した症例では血清 Zn, Fe が正常化したことを報告した．

錦織らは，DSM-Ⅲにて診断した神経性食欲不振症，大うつ病および双極性障害の症例は亜鉛投与により臨床症状の改善がみられることを報告した（微量栄養素研究 4: 203, 1988）．

うつ病と亜鉛

交通事故死が年間 1 万人を割って 24 時間以内の死亡は 6,000 人前後になっているのに，自殺者は年間 3 万人を突破し年々増え続けている．

うつ病と亜鉛の関係については古くより注目されてきた．

Maes らは，大うつ病の血清亜鉛濃度は健常者に比し有意に低いと報告し，向精神薬が効きにくく再発を繰り返す難治性うつ病では血清亜鉛は低値を示し治療抵抗性の指標となり得ると主張した (J Affect Disord 56: 189, 1990)．Nowak らは DSM-Ⅳの診断基準を満たす大うつ病に対して三環系抗うつ剤や SSRI による治療に加えて，1 日 25 mg の亜鉛を投与し，うつ状態の程度は有意に改善したことを報告した (Pol J Pharmacology 55: 1143, 2003)．

統合失調症脳と亜鉛

木村らは統合失調症脳の亜鉛および銅濃度を測定し，前頭葉，後頭葉，海馬角において対照に比し亜鉛濃度が低いことを報告し，亜鉛欠乏が病因論的意義を有することを提唱した (Proc Jap Acad Sci 41: 943, 1965)．

Pfeiffer らは統合失調症では亜鉛欠乏とともに銅過剰がみられることをを報告したが (Int Rev Neurobiol (suppl) 1: 141, 1972)，Greiner らは湿式灰化した脳組織中のカルシウム，銅，マグネシウム，亜鉛濃度を，白質，灰白質，視床，尾状核，レンズ核において測定し，統合失調症，悩障害，正常対照の間で差異を認めなかったと報告している (Clin Chem Acta 64: 211, 1975)．

6 | 亜鉛投与による感染の予防

免疫系の根幹となる主要酵素の多くが亜鉛酵素であり，亜鉛は免疫能を維持するために不可欠である．高齢者の感染症，とくに誤嚥性肺炎をはじめとする呼吸器感染を予防するためには，非感染時より亜鉛を摂取して免疫能を高めておくことが必要である．

我々は，亜鉛投与群 34 例と非投与群 33 例の感染頻度を比較した．両群の抗生剤点滴例は亜鉛投与群 14/34（41.2 %），非投与群 16/33 例

表 8-3 亜鉛補充療法と抗生剤使用量

cases	33	34
age	84.9 ± 10.8	82.0 ± 9.3
sex	M : 17　F : 16	M : 16　F : 18
serum Zn （µg/dL）	62.1 ± 17.7	61.9 ± 11.0
Duration （days）	370.3 ± 272.4	415.2 ± 180.2
total Duration （days）〈A〉	12168	13980
cases of antibiotics injection	16/33	14/34
number of vials of antibiotics injected 〈B〉	472	350
B/A	0.039	0.025

(48.5%) で，使用された抗生剤バイアル数は投与群 350（0.025/日），非投与群 472（0.039/日）で，いずれも亜鉛投与群で少なかった（**表8-3**）．亜鉛投与期間と非投与期間における炎症反応（CRP 定量値 mg/dL）および抗生剤投与量を比較すると，亜鉛投与前の血清亜鉛濃度は69.7 ± 11.6 μg/dL，投与中 96.8 ± 15.3 μg/dL，投与後 68.4 ± 9.4 μg/dL であり，CRP は亜鉛投与中 1.33 ± 1.8mg/dL，投与後 3.15 ± 4.2mg/dL と非投与中有意に低値を示したが，抗生剤使用量は亜鉛投与群 0.5 ± 1.6 バイアル，投与後 4.8 ± 8.7 バイアルと亜鉛投与中は抗生剤の点滴を要するような重症感染症の発生が少ないことを示しているものの症例ごとのばらつきが大きく有意差を示すに至らなかった（**表8-4，図8-9**）．

1 亜鉛投与後の血清亜鉛上昇と血清銅の低下

療養病棟入院中の高齢者 22 例にポラプレジンク 1.0 g/日（Zn 34 mg 含有）を 6 か月間投与し 1 か月毎に血清亜鉛及び銅濃度を測定した成

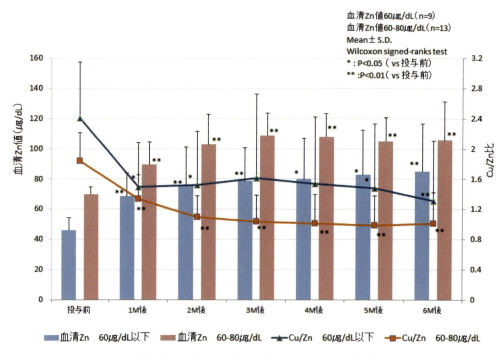

図 8-9 亜鉛投与後の血清亜鉛濃度および Cu/Zn 比
（宮田：亜鉛栄養治療 2015; 5: 57 より転載）

表 8-4 亜鉛投与期間と非投与期間における CRP および抗生剤使用量

	SerumZn（μg/dL）			CRP（mg/dL）		Antibiotics（vial）	
Before	During	After	During	After	During	After
69.7	96.8	68.4	1.33	3.15	0.5	4.8
±	±	±	±	±	±	±
11.6	15.3	9.4	1.8	4.2	1.6	8.7

（宮田：亜鉛栄養治療 2015; 5: 57 より転載）

績を示す．亜鉛投与開始前の血清亜鉛濃度が60 μg/dL 未満の症例が9例，61〜80 μg/dL の症例が13例であったが，血清亜鉛濃度は1か月後に約20 μg/dL 上昇した．1か月後から2か月後にかけては更に10 μg/dL 上昇した後，6か月まではほぼ一定となりその値を維持した（図8-10）．

亜鉛補充療法中に血清銅が著明に低下する症例があることが知られている．しかしすべての例で血清銅が低下するわけではなく，我々が6か月亜鉛投与を行った22例のうち血清銅が著明に低下したものは1例のみであった．

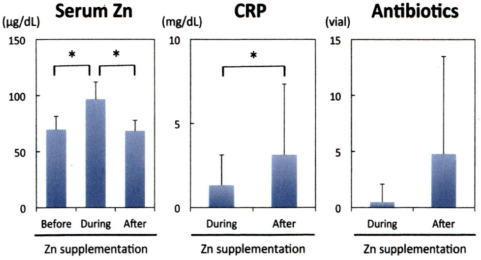

図8-10　亜鉛投与期間と非投与期間における CRP および抗生剤使用量
（宮田．亜鉛栄養治療 2015; 5: 57 より転載）

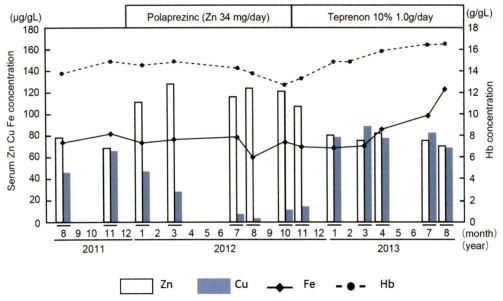

図8-11　亜鉛投与期間後著名に血清銅濃度の減少をみた症例（76歳女性）
（宮田．亜鉛栄養治療 2015; 5: 57 より転載）

〈症例〉76歳　女

亜鉛投与後，著明な血清銅低下をきたした症例（図8-11）

亜鉛（34 mg/日）投与1か月後より血清銅が減少し始め5か月後7.0 μg/dL，6か月後3.0 μg/dLと著明に低下したため亜鉛投与を中止した．中止後3か月で血清Cuは速やかに上昇し83.5 μg/dLまで回復した．血清Znは低下し85.5 μg/dLとなり，ほぼ同じ値を示した．興味あることは，血清FeはZn投与開始後終始72.5～73.5 μg/dLでほとんど変動を示さず一定の値を維持していたが，亜鉛投与中止後徐々に上昇し始め6か月後に90.0 μg/dL，10か月後に120.0 μg/dLとなり，亜鉛投与前12.8g/dLであった血中ヘモグロビン（Hb）も10か月後には16.3g/dLとなり貧血が改善したことである．

尚，本症例は全身の皮膚が脆弱で，四肢・躯幹に絶えず内出血を認め，僅かな外力で皮膚が裂けるため慎重に介護する必要があった．どこで擦ったかどこで打撲したかわからないのに皮膚がべろんとめくれて剥がれるのが日常的で，抗生剤の軟膏を塗布してガーゼで保護していた．

上記臨床試験終了後，2013.9月よりポラプレジンクの同一量（Zn量として34 mg/日）を再投与したが血清銅の低下は起こらず，特に副作用もみられないため免疫力維持のために以後継続投与していた．皮膚の脆弱性が次第に改善していく印象があったが，3年後，2016年に他施設に転院する頃には四肢の内出血は少なくなり皮膚はしっかりしてきて，少々の外力では捲れたり剥がれたりすることはなくなった．

（宮田　學）

あとがき

「下医は病いを癒す，中医は人を癒す，上医は国を癒す」とは言い古された言葉である．国を癒すとまでいかなくても，医療制度の将来に思いを馳せ，あるべき医療について考えることも医師としての務めであろう．「病い」のみに囚われず，せめて中医くらいにはなりたいものである．

専門医療を否定するわけではない．不治の病に挑戦し医学・医療の推進に情熱を傾けることは医師として当然である．しかし，最先端の医療にしか興味がなく救命できないことが医療の敗北としてしか把えられないようであれば，それは傲慢というものであろう．

どこまで医療が進歩しても治し得ない疾患が無くなることはないし，人間は永遠に生き続けることはできない．わずか1日の寿命しかない陽炎（かげろう）も，1週間の命の蝉も，100年の寿命が現実となった人間も，何億年の地球の歴史からみると何ほどの違いでもない．

19世紀以降の目覚ましい科学的進歩は，我々の生活に多くの豊かさをもたらしたが，同時に地球破滅への道程を加速するものと考えざるを得ない側面がある．核開発然り，先端医療然りである．平均寿命が50年にも満たなかった時代や，乳幼児死亡率が50％を超えるような発展途上国に比べて先進国での生き方がアプリオリに幸せであるとは言い切れない．

京都大学老年医学教室初代教授桂英輔先生の口癖は「医者は少々坊主になれ」であった．「老年医療では何もしないことが最善ということだってあるんやぞ」と，若い血気にはやる我々医局員を前に穏やかに諭すように語られたことをしみじみと思い出す．

第2代京都大学老年科教授亀山正邦先生が東京都養育院附属病院副院長から新進気鋭の臨床教授として颯爽と着任されたのは昭和50年11月であった．亀山先生の教授回診は専門の神経学のみならず，高齢者で注意しなければならないポイントを的確に指摘され教育的配慮に満ちたものであった．私の神経学は，「門前の小僧習わぬ経を読む」の類であるが，早い時期から，「膵疾患と神経系」（内科37：752，1976），「変性神経疾患における微量元素」（神経内科13：9，1980）などの総説を書かせていただいた．

神経内科が老年科から分離独立し，第3代の三宅健夫教授が着任されてからも「筋委縮性側索硬化症（ALS）における脊髄内マンガン分布」に関する英文投稿論文や亀山教授ご下命の総説執筆などの仕事が山積しており，神経内科と消化器内科の"2足のわらじ"生活が続いた．

神経内科と老年科は混合病棟で双方の患者さんが入り乱れて入院しており，研修医がともに学んでいた．病棟主任として双方の融和をはかるべく両教授にお願いして神経内科研修医にも消化器疾患を，消化器内科研修医にも神経疾患を一部担当してもらった．それぞれの専門疾患は将来いくらでも受け持つ機会はあるが他分野の疾患に接する機会は少ないであろうという思いから，症例検討会や回診にも研修医は両教室分け隔てなく参加できるようにしてもらった．

昭和40年に卒業し内科に入局後，昭和42年から5年間大阪赤十字病院内科の消化器グループの一員として臨床検査を担当し，病理の佐々木正道先生のご指導のもとに生検肝組織の電子顕微鏡観察を行っていた私は，昭和47年に老年医学教室に助手として採用されてからも膵疾患に興味をもち，膵外分泌機能検査としてパンクレオザイミン・セクレチン試験（PSテスト）を行い，吸引採取した十二指腸液の重金属濃度を衛生学の糸川嘉則教授のもとで原子吸光法により測定させてもらっていた．以後一貫して生体と微量元素，高齢者の微量金属代謝をテーマに研究を進めることになった．大阪府泉南郡熊取町の京都大学原子炉実験所の共同利用実験に応募し，10年間にわたり春と秋，年2回各1週間の泊まり込みで徹夜まがいの実験を重ね，放射化分析法による微小生体試料中の微量元素分析を手掛けた．多くの老年科の先生方にお手伝いをいただき，全国より応募されている多くの研究者と親しくお付き合いいただいた．理学部の小山睦夫教授ご指導のもとに極めて困難とされた生体試料中のマンガン微量分析法を確立し（Clin Chim Acta 106: 235, 1980），筋萎縮性側索硬化症（ALS）の頸髄前角部に対照の約2倍の有意のマンガンの集積を認めたことは私の唯一他に追随を許さぬと自負する研究成果である（J Neurol Sci 61: 283, 1983）．海外留学の機会はなかったが，国際老年学会や多くの微量元素関係の国際会議に出席し研究成果を発表させていただいた．

　三宅健夫教授着任後は老年科消化器グループの一員として，放射線科，内視鏡検査部，消化器外科と連携し，午前中は外来診療および上部消化管透視，内視鏡，腹部エコーなどの臨床検査，午後は学生のベッドサイド実習や研修医の指導にあたった．アフター5が研究データの整理や論文執筆など自分の仕事の時間で，帰宅は終電近くなることもしばしばであった．

　昭和62年，市中病院の内科部長に転じ，系列の老人病院副院長を経て，平成7年から京都逓信病院健康管理部長として郵政職員の定期健診と健康管理に携わることとなった．郵政公社から民営化への移行期には京都郵政健康管理センター所長として近畿郵政局との折衝も多くなり，職員のメンタルヘルス対策に苦慮した．平成18年に定年退職し，新設の民間健診センター所長を5年間務めた後，平成23年より，草津総合病院に勤務させていただくことになった．

　草津総合病院は滋賀県湖南地区を診療圏とする民間病院であるが，700床のうち200床を定額制の療養病棟に充て看取り医療を行っている．70歳にして草津総合病院に定年後2度目の再就職をさせていただいたが総合内科医5名中3名が母校の先輩で，「今度，若手がきてくれた」と重宝がられた．総合内科外来は午前診2回，午後診1回の週3回担当し，療養病棟の入院患者30人を受け持った．専門医療を要する外来患者は専門医に紹介するが，多疾患を併存する高齢者や誤嚥性肺炎は急性期病棟に入院させて治療にあたった．療養病棟4棟に加えて急性期病棟5棟を掛け持ち走りまわっていた時期もある．

　急性期治療による回復が望めず，在宅復帰も困難な場合は，療養病棟に転棟してもらい看取り医療を行うことになる．ご家族には「誰でも一度は通る道なので，残された時間を出来るだけ苦痛なく平穏に過ごしていただけるよう介護中心の医療を行います．積極的治療は行いませんが，感染や合併症など必要な治療は致します．ただし，急変時には気管内挿管など無理な延命措置は行わないことをご承知ください」とDNR（Do Not Resuscitate）の了解をとり「終末医療に関する同意書」に署名してもらう．

　療養病棟では毎月10人前後が死亡退院し，転院や急性期病棟への転棟，在宅復帰を加えると，1年間でほとんどの患者が入れ替わることになる．私の受け持ちの患者さんも6年間で約150名が亡くなった．入院中に心筋梗塞，脳梗塞などの救急医療を要する病態が突発することも多く，家族の要望が強ければ急性期病棟で専門医療を依頼することになる．日頃より家

族とよくコミュニケーションをとり，どこまで医療を行うか意向を確かめておくことが必要である．5 ～ 6 割の患者さんは寝たきりで経管栄養を受けており，3 ～ 4 割は，介助により食事可能であるが，移動，排尿・排便すべてに介助が必要である．

療養病棟連絡会を院長の諮問機関として 3 か月に 1 度招集してもらい，看護部長，副部長，各療養病棟師長，関係事務職，療養病棟勤務医師に委員として，理事長，病院長にはオブザーバーとして出席いただき開催した．

胃瘻は在宅復帰を前提に造設する方針であったが，核家族化が進み同居家族が少ない現在では在宅介護が可能な家庭は少ない．長期の社会的入院を避けるために急性期病棟の入院患者にも DPC が導入され，14 日の入院期間を超えて治療を要する患者は地域包括病棟に移すよう要請される．10 年前に比べて家庭の介護能力が極端に低下している現在においても在宅復帰一点張りの厚労省の方針は，現在の実情に即したものとは言い難い．

本書を企画した動機は，大学での総合内科，総合診療科の標榜科導入を機に，地域の中核病院における総合診療のあり方を考えてみたいと思ったからである．木之下正彦名誉院長がいち早く導入された草津総合病院の総合内科の方式は一般病院における総合診療のひとつのモデルとして参考になるのではないかと考えられた．

個々の疾患の診断・治療は割愛するが，本書を補完する意味で，総合内科医の診療の手引きを実地医療を中心に活躍中のそれぞれの専門医にシリーズで執筆をお願いしている．

平成 27 年 12 月に，"総合診療ライブラリー"の一環として，『Generalist 血液内科診療のススメ』(大野辰治著) および『Generalist 糖尿病診療のススメ』(荒木厚著) が本書に先立ってすでに出版されている．参考にしていただきたい．

本書の企画段階より，滋賀医科大学名誉教授・誠光会草津総合病院名誉院長，木之下正彦先生および，株式会社金芳堂代表取締役社長，宇山閑文氏にいろいろご指導をいただいた．厚く御礼申し上げる次第である．

　平成 30 年 10 月

宮　田　　學

推薦図書

山上昭壽　町医者の述懐　勁草書房　1990

社団法人・地域医療振興協会，自治医科大学地域
　　医学研究会編集　今日と明日のへき地医療
　　講談社　1991

北小路博央　開業医ブルース　かもがわ出版
　　1992

鈴木　厚　日本の医療を問いなおす　ちくま新
　　書 175　1998

森田　功　やぶ医者のねがい　文春文庫 94
　　1998

永井友二郎　人間の医学への道　人間と歴史社
　　2004

日本の論点・編集部　10 年後の日本　文芸春秋
　　社　2005

井関友伸　まちの病院がなくなる―地域医療の
　　崩壊と再生―　時事通信社　2007

川上　武ほか　日本の医療の質を問い直す　医学
　　書院　2007

吉田晃敏　格差なき医療　講談社　2007

村上正康　医療崩壊の真犯人　PHP 新書 633
　　2009

勝又健一　医療崩壊の真実　アスキー新書
　　123　2009

山岡淳一郎　医療のこと，もっと知ってほしい
　　岩波ジュニア新書 632　2009

徳永　進　こんなときどうする？―臨床のなか
　　の問い―　岩波書店　2010

堤　未果　沈みゆく大国アメリカ〈逃げげ切
　　れ！日本の医療〉　集英社　2010

石飛幸三　「平穏死」のすすめ　講談社
　　2010

後藤文夫　超高齢者医療の現場から　中央公論
　　社　2011

鈴木荘一　ひとはなぜ，人の死を看とるのか
　　人間と歴史社　2011

岩田健太郎　患者様が医療を壊す　新潮社
　　2011

小林美希　看護崩壊　角川グループパブリッシ
　　ング　2011

里見清一　見送ル―ある臨床医の告白―　新潮
　　社　2013

櫃本真聿　生活を分断しない医療　ライフ出版
　　社　2013

大谷恭子　共生社会へのリーガルベース　現代
　　書館　2014

堀　泰祐　緩和ケア医が見つめた "いのち" の
　　物語　飛鳥新社　2015

長尾和宏　犯人は私だった！〈医療職必読 "平
　　穏死" の叶え方〉　2015

柳本文貴　認知症「ゆる介護」のすすめ　メディ
　　カ出版　2015

河合克義　老人に冷たい国・日本「貧困と社会
　　的孤立」の現実　光文社新書　2015

上野秀樹　認知症「医療の限界，ケアの可能性」
　　メディカ出版　2016

長谷川和夫，中村秀一　みんなで学ぼう，その人
　　を中心にした「認知症ケア」　ぱーそん書房
　　2016

大井通正　患者と家族に寄りそう在宅医療日記
　　文理閣　2016

大島伸一　「長寿の国を診る」　風媒社　2017

松原淳子　長生き地獄　SB クチエイフィブ
　　2017

索　引

英数字

A
Acrodermatitis Enteropatica 105
acute coronary syndrome: ACS 16
atrial fibrillation: AF............ 16
A 型肝炎 34

B
BMI (body mass index) 13
Brugada 症候群 17
B 型肝炎 34
B 型肝炎ワクチン 32

C
Co 101
CPPD 結晶沈着症 81
Cr 101
Creutzfeldt-Jakob disease (CJD) ... 30
Cu 99

D
disease-modifying antirheumatic drugs:
　　DMARDs 79
DMARDs 80
DNR (Do Not Resuscitate) 86

F
Fe 98
FFI 30
forced expiratory volume: FEV1........ 17

G
GSS 30

I
I 101

L
locomotive syndrome 74
Lyell 型薬疹 51

M
masked depression........... 22
Mn 100
Mo 102
MRSA 62

N
nonsteroidal anti-inflammatory drugs: NSAIDs
　79

P
physical examination 15

R
Ramsay Hunt 症候群........... 53

S
sarcopenia 91
Se 100
SSRI 22
Stevens-Johnson 症候群 (SJS) 50

T
toxic epidermal necrolysis, TEN........ 51
travel medicine 26

V
vaccine preventable diseases: VPD ... 33
VADT 68
vital capacity: VC............ 17
VPD 34

W
Werner 症候群 92
WPW (Wolf-Parkinson-White 症候群) 16

Z
Zn 99

日本語

あ
亜鉛 99
亜鉛欠乏症 103
亜鉛欠乏性貧血 114
亜鉛欠乏の歴史 106
亜鉛シグナル 111
亜鉛投与による感染の予防 ...121
亜鉛トランスポーター 111
亜鉛の 1 日必要量 110
亜鉛の吸収と排泄 109
亜鉛の生体内分布 109
亜鉛の生理作用 108
悪性腫瘍と亜鉛 105
アディポネクチン 14
アトピー性皮膚炎と亜鉛 116

い
医学系の学会 4
医学の進歩 7
胃疾患と亜鉛 111
1 秒率 17
1 秒量 17
医の倫理 7
医療過誤 6
医療訴訟 87
医療療養病棟 87
インフォームド・コンセント 8, 9, 11
インフルエンザ 19, 33

う
うつ病 22, 38, 42
うつ病と亜鉛 121

え
エボラ出血熱 27

お
黄熱 34

か
介護療養病棟 87
外傷性うつ病 42
かかりつけ医 6, 20
下垂体疾患と亜鉛 115
家族性プリオン病 30
下腿潰瘍と亜鉛 115
滑膜切除術 80
鎌状赤血球症と亜鉛 115
仮面うつ病 22
加齢黄斑変性と亜鉛 119
簡易 Na, K 測定器 96
眼科疾患と亜鉛 119
眼合併症 53
肝疾患と亜鉛 112
関節固定術 80
関節リウマチ 79
関節リウマチと亜鉛 118
感染症 54
感染症と亜鉛 103
感染性胃腸炎 26

き
期外収縮 16
器質性うつ病 42
「器質性」精神障害 40
季節性うつ病 42
偽痛風 81
脚ブロック 16

129

索　引

急性冠症候群 …………………… 16
急性期治療 ………………………… 1
急性脳炎 ………………………… 33
狂犬病 …………………………… 34
強迫神経症 ……………………… 48
胸部 CT ………………………… 15
恐怖症 …………………………… 48
胸部レントゲン ………………… 15
虚血性心疾患 …………………… 16

く グラム染色 ……………………… 61
クロイツフェルト・ヤコブ病 … 30
クロム ………………………… 101

け 経腸栄養 ………………………… 91
血液疾患と亜鉛 ……………… 114
血液培養 ………………………… 57
結核 ………………………… 33, 56
血清亜鉛濃度 ………… 107, 110
ゲルストマン・ストロイスター・シャインカー症候
　群 ………………………… 30
幻覚 ……………………………… 45
健康寿命 ………………………… 85
健康の定義 ……………………… 6

こ 高 Ca 血症 ……………………… 94
高 K 血症 ……………………… 94
高 Mg 血症 …………………… 95
高 Na 血症 …………………… 93
高 P 血症 ……………………… 95
抗うつ薬 ………………………… 22
高カロリー輸液による亜鉛欠乏症 …106
口腔粘膜障害と亜鉛 ………… 116
高血圧と亜鉛 ………………… 114
膠原病と亜鉛 ………………… 117
高次脳機能障害 ……………… 41
甲状腺疾患と亜鉛 …………… 115
口内炎と亜鉛 ………………… 116
高尿酸結晶 ……………………… 81
高齢者医療 ……………………… 83
高齢者の亜鉛欠乏症 ………… 103
高齢者の身体的特徴 ………… 88
誤嚥性肺炎 ……………………… 63
呼吸機能検査 …………………… 17
骨粗鬆症 ………………………… 74
骨粗鬆症治療薬 ……………… 76
骨粗鬆症と亜鉛 ……………… 104
骨粗鬆症の予防 ……………… 75
骨粗鬆性脊椎圧迫骨折 ……… 75
骨密度測定 ……………………… 74
粉ミルクの亜鉛添加基準 …… 106
コバルト ……………………… 101
コレラ …………………………… 34

さ サルコペニア …………………… 91
残気率 …………………………… 17

し ジェネラリスト ………………… 3
自我意識障害 …………………… 45
ジカウイルス病 ………………… 29
思考・連合障害 ………………… 46
視診 ………………………… 15, 21
疾患修飾性抗リウマチ薬 …… 79
ジフテリア ……………………… 34

自閉症 …………………………… 46
重症感染症 ……………………… 55
重症肺炎 ………………………… 63
重症敗血症 ……………………… 55
終末医療 ………………………… 87
循環器疾患と亜鉛 …………… 113
情意の鈍麻 ……………………… 46
消化器疾患と亜鉛 …………… 111
症状性精神障害 ……………… 40
掌蹠膿疱症と亜鉛 …………… 116
触診 ………………………… 15, 21
褥瘡と亜鉛 …………………… 104
心エコー検査 …………………… 16
心気症 …………………………… 48
心筋梗塞と亜鉛 ……………… 113
神経疾患と亜鉛 ……………… 120
神経症 …………………………… 47
神経症性うつ病 ……………… 42
神経衰弱 ………………………… 48
人工関節置換術 ……………… 80
人口ピラミッド ……………… 83
腎疾患と亜鉛 ………………… 114
身体計測 ………………………… 13
身体診療 ………………………… 15
心電図 …………………………… 16
心房細動 ………………………… 16
心療内科 ………………………… 36
心療内科的総合内科診療 …… 21

す 膵疾患と亜鉛 ………………… 113
水痘 …………………………… 33
スパイロメトリー ……………… 17

せ 整形外科疾患 …………………… 74
整形外科疾患と亜鉛 ………… 119
精神運動性興奮・昏迷 ……… 46
精神科 …………………………… 36
精神疾患と亜鉛 ……………… 120
生物学的製剤 …………………… 80
脊椎圧迫骨折 …………………… 75
切除関節形成術 ……………… 80
摂食障害と亜鉛 ……………… 121
舌痛症と亜鉛 ………………… 116
セレン ………………………… 100
尖圭コンジローマ …………… 33
選択的セロトニン再取り込み阻害薬 … 22
先天性風疹症候群 …………… 35
専門医認定 ……………………… 5

そ 躁うつ病 ………………………… 42
双極性障害 ……………………… 42
総合診療科 ………………… 3, 25
総合診療の現状と展望 ……… 2
総合内科 ………………………… 25
総合内科医 ……………………… 1
総合内科診療 ………………… 18
総合内科専門医 ……………… 5
総合内科の存在意義 ………… 2
躁病 …………………………… 42

た 体格指数 ………………………… 13
退行期うつ病 …………………… 42
帯状疱疹 ………………………… 51
大腿骨近位部骨折 ………… 76, 77

130

索　引

大腿骨頸部骨折 …………………………… 77
大腿骨転子部骨折 ……………………… 77, 78
打診 ……………………………………… 15, 21
脱毛症と亜鉛 …………………………… 116
男性不妊と亜鉛 ………………………… 119

ち 致死性家族性不眠症 …………………… 30
中毒性表皮壊死症 ……………………… 51
腸疾患と亜鉛 …………………………… 112
聴診 ……………………………………… 15, 21
腸性肢端皮膚炎 ………………………… 105

つ 痛風 ……………………………………… 81
ツツガムシ病 …………………………… 29

て 低 Ca 血症 ……………………………… 94
低 K 血症 ………………………………… 93
低 Mg 血症 ……………………………… 95
低 Na 血症 ……………………………… 93
低 P 血症 ………………………………… 95
定点把握疾患 …………………………… 33
鉄98
電解質代謝 ……………………………… 93
デング熱 ………………………………… 28
伝導障害 ………………………………… 16
天然痘 …………………………………… 34

と 銅 ………………………………………… 99
銅欠乏性貧血 …………………………… 114
統合失調症 ……………………………… 44
統合失調症脳と亜鉛 …………………… 121
糖尿病 …………………………………… 19
糖尿病合併症 …………………………… 68
糖尿病性末梢神経障害 ………………… 69
糖尿病性網膜症 ………………………… 71
糖尿病と亜鉛 …………………………… 115
渡航医学 ………………………………… 26

な 内因性うつ病 …………………………… 42
内分泌疾患と亜鉛 ……………………… 115
軟骨石灰化症 …………………………… 81

に 日本で接種可能なワクチン …………… 33
日本脳炎 ………………………………… 34
尿路感染 ………………………………… 64
人間ドック ……………………………… 12
認知症と亜鉛 …………………………… 105
認定内科医 ……………………………… 5

ね 熱傷と亜鉛 ……………………………… 116
粘膜皮膚眼症候群 ……………………… 50

の ノイローゼ ……………………………… 47
脳損傷の精神医学 ……………………… 40

は パーキンソン病 ………………………… 23
肺炎 ……………………………………… 62
肺炎球菌ワクチン ……………………… 35
肺活量 …………………………………… 17
肺結核 …………………………………… 66
敗血症 …………………………………… 54
廃用症候群 ……………………………… 92
白内障と亜鉛 …………………………… 120
破傷風 …………………………………… 35
パニック障害 …………………………… 48
バレー徴候 ……………………………… 23
反応性うつ病 …………………………… 42

汎発性帯状疱疹 ………………………… 53

ひ ヒステリー ……………………………… 48
非ステロイド性抗炎症薬 ……………… 79
皮膚疾患と亜鉛 …………………… 115, 117
皮膚掻痒症と亜鉛 ……………………… 117
皮膚粘膜眼症候群 ……………………… 50
肥満症 …………………………………… 14
百日咳 …………………………………… 33
病院経営 ………………………………… 4
微量金属代謝 …………………………… 97

ふ 不安神経症 ……………………………… 48
風疹 ……………………………………… 35
副腎皮質ステロイド …………………… 79
腹部超音波検査 ………………………… 17
不整脈 …………………………………… 16
プラサド症候群 ………………………… 105
フレイル ………………………………… 91

へ 平均寿命 ………………………………… 85
ペニシリン耐性肺炎球菌感染症 ……… 33
変形性関節症 …………………………… 81

ほ ホスピス ………………………………… 10
ホスピタリスト ………………………… 10
ぽっくり病 ……………………………… 17
ポリオ …………………………………… 34
麻疹 ……………………………………… 35

ま マリオットの暗点 ……………………… 38
マンガン ………………………………… 100

み 味覚障害と亜鉛 ………………………… 120

む ムンプスワクチン ……………………… 32

め メンタルヘルスケア外来 ……………… 21

も 妄想 ……………………………………… 45
モリブデン ……………………………… 102

や 薬疹 ……………………………………… 50
夜盲症と亜鉛 …………………………… 119

よ ヨウ素 …………………………………… 101
腰痛症 …………………………………… 82
抑うつ神経症 …………………………… 42, 48
予防医学 ………………………………… 85
予防接種 ………………………………… 32

り リウマチ性疾患と亜鉛 ………………… 117
離人症 …………………………………… 48
流行感染症 ……………………………… 26
流行性耳下腺炎 ………………………… 33
療養病棟 ………………………………… 87

ろ 老化 ……………………………………… 103
老化現象 ………………………………… 89
老衰死 …………………………………… 86
老年医学 ………………………………… 85
老年学 …………………………………… 85
老年病 …………………………………… 89
ロコモーティブシンドローム ………… 91
ロコモティブシンドローム …………… 74

わ ワクチンで予防できる感染症 ………… 33

131

総合診療ライブラリー

今すぐ総合診療のエキスパートになれる

総合内科診療のススメ —人間ドックから終末医療まで—

2019 年 1 月 10 日　第 1 版第 1 刷 ⓒ

監　修	木之下正彦	KINOSHITA, Masahiko
編　著	宮田　　學	MIYATA, Satoru
発行者	宇山　閑文	
発行所	株式会社金芳堂	

〒 606-8425 京都市左京区鹿ヶ谷西寺ノ前町34番地

振替　01030-1-15605

電話　075-751-1111 （代）

http://www.kinpodo-pub.co.jp/

組　版	株式会社データボックス
印　刷	株式会社サンエムカラー
製　本	藤原製本株式会社

落丁・乱丁本は直接小社へお送りください. お取替え致します.

Printed in Japan

ISBN978-4-7653-1772-6

JCOPY ＜(社)出版者著作権管理機構 委託出版物＞

本書の無断複写は著作権法上での例外を除き禁じられています. 複写される
場合は, その都度事前に, (社)出版者著作権管理機構(電話 03-5244-5088,
FAX 03-5244-5089, e-mail: info@jcopy.or.jp) の許諾を得てください.

◉本書のコピー, スキャン, デジタル化等の無断複製は著作権法上での例外
を除き禁じられています. 本書を代行業者等の第三者に依頼してスキャンや
デジタル化することは, たとえ個人や家庭内の利用でも著作権法違反です.